Power Yoga

Workout für Körper und Seele

Martina Allendorf · Elke Lehnert

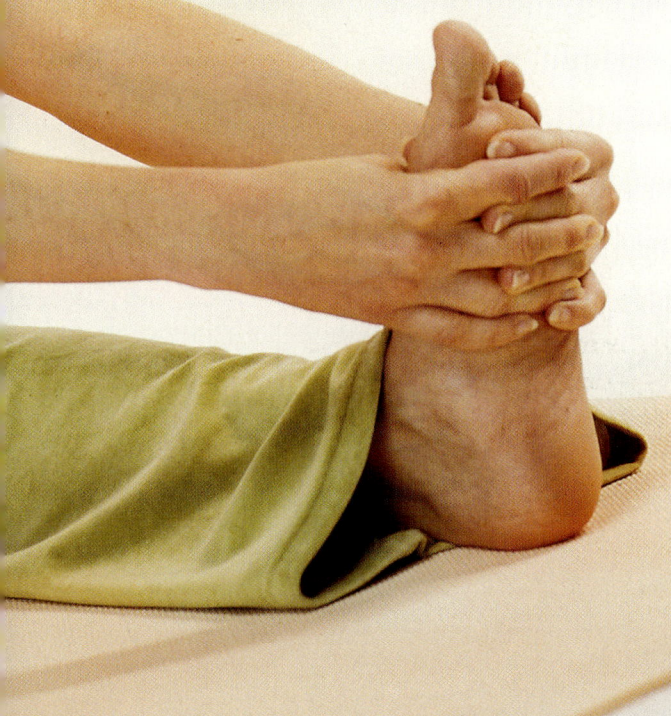

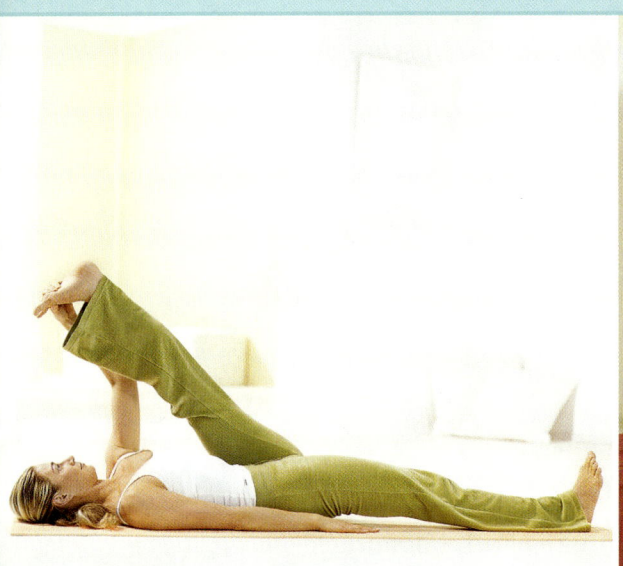
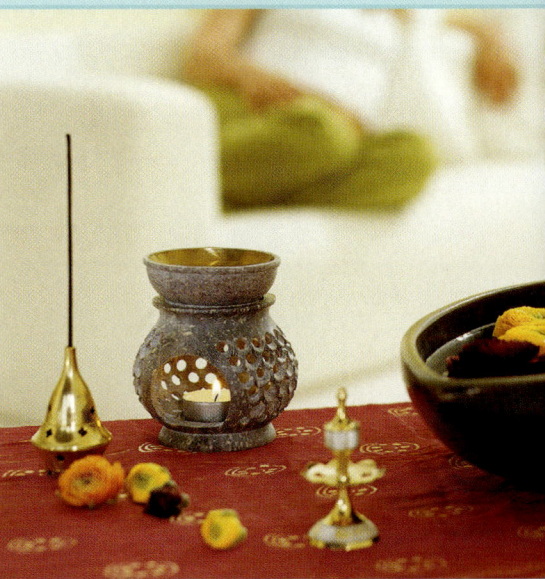

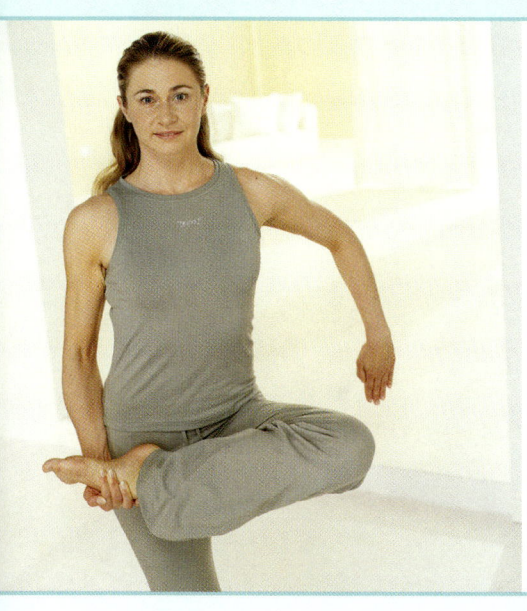
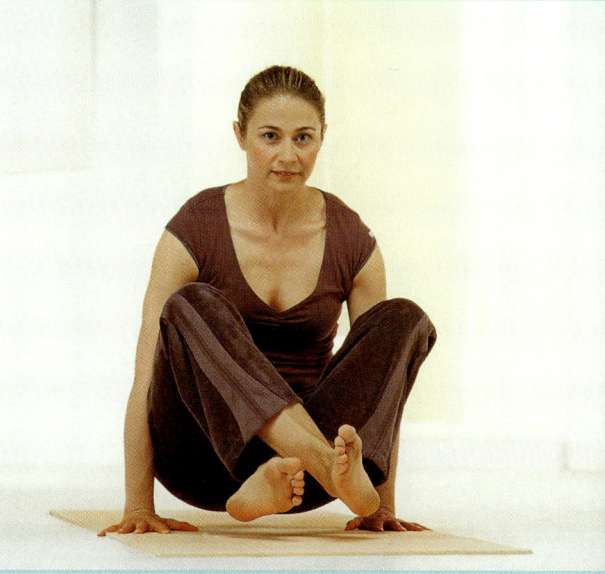

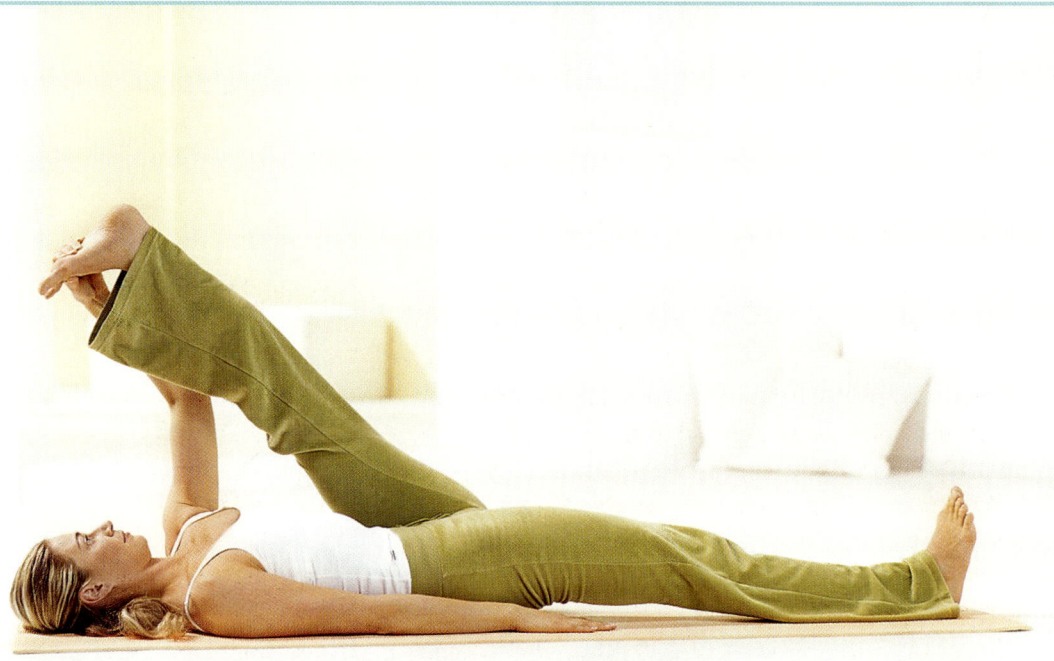

Martina Allendorf arbeitet als freie Autorin und Yoga-Lehrerin. Sie absolviert derzeit eine vierjährige Ausbildung als Ashtanga-Yoga-Lehrerin bei Beate Guttandin in der »ashtanga yogawerkstatt« in Köln. Zweimal verbrachte sie mehrere Wochen in Mysore/Indien, um bei dem großen Meister Pattabhi Jois, seiner Tochter Saraswati und seinem Enkel und künftigen Nachfolger Sharath Rangaswami Ashtanga-Yoga-Unterricht zu nehmen. Zusätzlich besuchte sie Workshops bei dem zertifizierten Ashtanga-Yoga-Lehrer Manju Jois, dem ältesten Sohn von Pattabhi Jois.

Elke Lehnert arbeitet ebenfalls als freie Autorin und Yoga-Lehrerin. Sie absolvierte von 2000 bis 2004 eine vierjährige Ausbildung zur Ashtanga-Yoga-Lehrerin bei Beate Guttandin in der »ashtanga yogawerkstatt« in Köln und besucht regelmäßig Workshops bei den von Pattabhi Jois zertifizierten Ashtanga-Yoga-Lehrern Manju Jois und Darby. Sie reiste zur »Guruji World Tour 2002« (Seite 10) nach London, bei der neben Pattabhi Jois selbst auch Saraswati und Sharath Rangaswami anwesend waren.

DIE AUTORINNEN

Ein Wort zuvor

Fühlen Sie sich oft gestresst oder leiden Sie an Rücken- und Gelenkprobleme? Wenn sich die Stressspirale erst einmal dreht, wissen wir nicht mehr, ob der Körper den Geist beeinflusst oder eher umgekehrt. Doch wir spüren ganz genau, dass wir schnell etwas dagegen unternehmen sollten. Die Yoga-Traditionen aus Indien bieten gute Möglichkeiten, um zu körperlichem Wohlbefinden und innerer Ausgeglichenheit zu kommen.

Wir stellen Ihnen ein umfassendes Körpertraining vor, das jeder – unabhängig vom Alter – durchführen kann.

Power Yoga, den Sie hier in der präzisen Form des Ashtanga Yoga kennen lernen, steckt voller Möglichkeiten: Die Übungen dehnen und stärken den ganzen Körper und korrigieren Schritt für Schritt die Haltungsschäden, die sich bei vielen Menschen durch zu viel und zu langes Sitzen eingeschlichen haben.

Finden Sie mit Ashtanga Yoga zu dem Bewegungsspielraum zurück, den Ihr Körper von Natur aus hat! Sie werden überrascht sein, was Sie bereits nach wenig – aber regelmäßigem – Training erreichen können. Durch Gleichgewichts- und Springübungen kommen Sie in Balance, und die schnelle Abfolge der Übungen schult Konzentration und Koordination. Deshalb entdecken Sie mit Ashtanga ein ganz neues Körpergefühl. Die durch das Training gewonnene Energie setzen Sie ein, um dem Alltagsstress mit mehr Gelassenheit zu begegnen. Mit Ashtanga fühlen Sie sich also auch entspannter. Klar, dass Yoga nicht selten zu einer lebenslangen Leidenschaft wird – die Sie auch noch körperlich gesund und geistig fit hält!

Dieser Ratgeber ermöglicht es Ihnen, Schritt für Schritt in das Ashtanga-Yoga-Training einzusteigen. Es ist jedoch sinnvoll, sich zusätzlich von einem Yoga-Lehrer begleiten zu lassen, am besten von einem mit einer umfassenden Ausbildung. Adressen finden Sie im Serviceteil.

Viel Spaß und Erfolg!

Martina Allendorf
Elke Lehnert

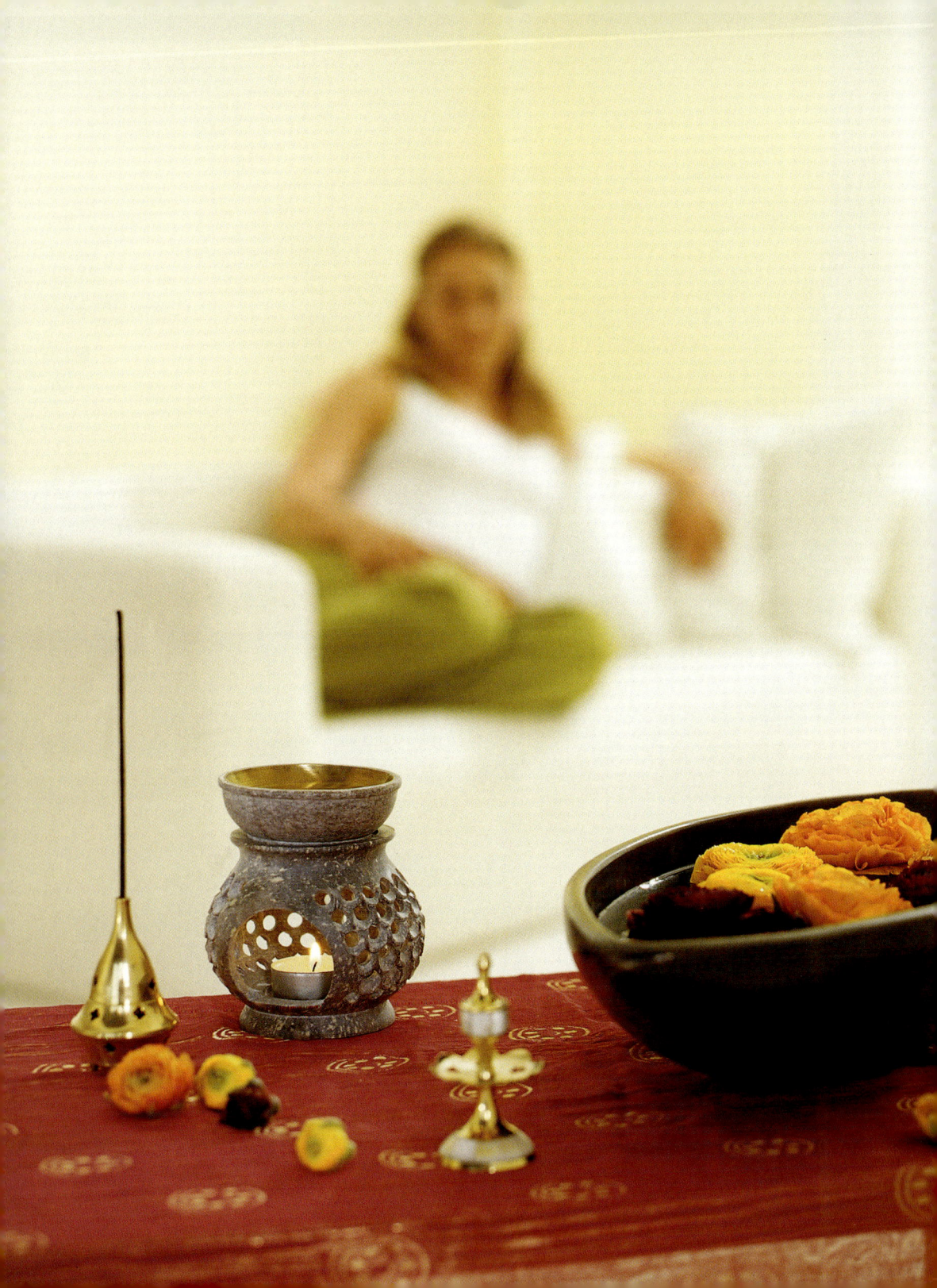

Gestärkter Körper,
ruhiger Geist

Unsere Zeit ist hektisch. Und die an uns gestellten körperlichen und geistigen Ansprüche sind enorm. Zum Ausgleich suchen heute immer mehr Menschen nach einem ganzheitlichen Fitnesstraining. Ashtanga Yoga ist das ideale Programm, um den Körper mit zusätzlicher Energie zu versorgen und den Geist von blockierenden Gedanken zu befreien. Was Sie dafür brauchen? Nur etwas Zeit und eine Yoga-Matte!

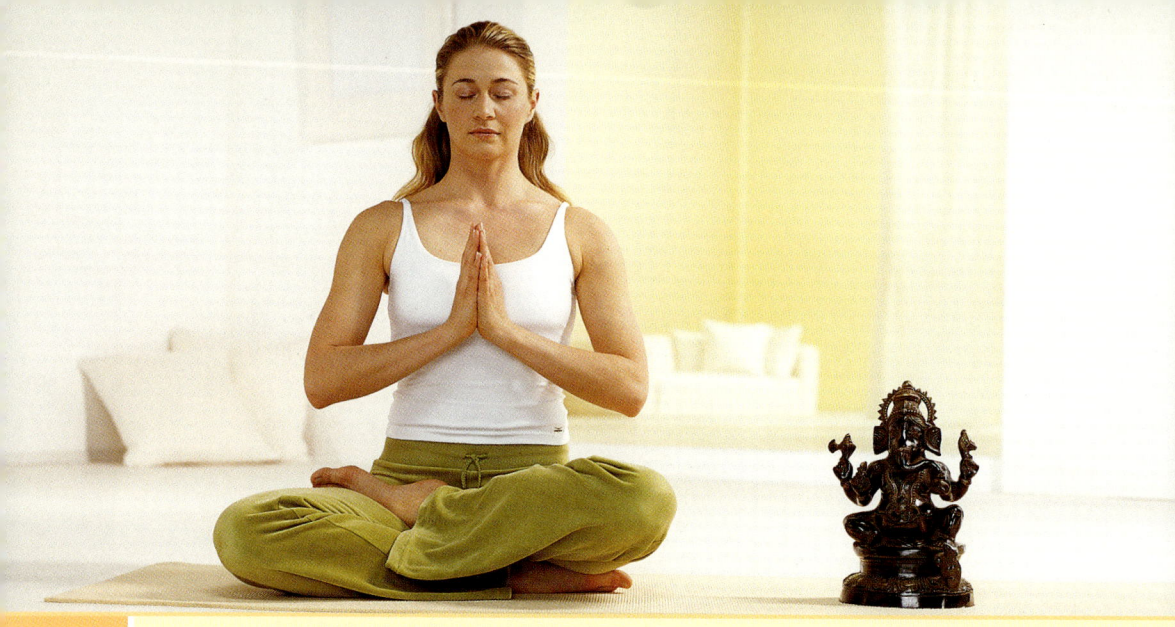

Ashtanga Yoga – Mut zu Neuem

Wirklich neu ist Ashtanga Yoga nicht – im Gegenteil! Fast alle inzwischen sehr bekannten und weit verbreiteten dynamischen Yoga-Stile wie Power, Flow und Vinyasa entwickelten sich aus dem traditionellen Ashtanga oder bedienen sich zumindest wesentlicher Teile davon. Doch auch der ganzheitliche Ashtanga Yoga ist in der westlichen Welt immer stärker im Kommen. Häufig wird er mit Power Yoga, der vor etwa zwanzig Jahren in den Vereinigten Staaten entwickelt wurde, gleichgesetzt. Doch das ist nicht ganz richtig! Zwar verbinden beide Yoga-Stile sehr athletische, kraftvolle Bewegungselemente. Ein ganz entscheidender Unterschied liegt jedoch darin, dass Ashtanga eine präzise Abfolge der Übungen mit einer speziellen Atemtechnik vorschreibt, während bei Power Yoga der Übungsablauf nicht festgelegt ist.

Ashtanga Yoga wird vielerorts noch in seiner ursprünglichen Form gelehrt, denn nur in dieser Reinform kann er seine Wirkung voll entfalten. Wenn Sie also ein effektives Training für Körper und Geist suchen, dann schöpfen Sie doch direkt aus der Quelle: Lernen Sie Ashtanga Yoga kennen.

Sich rundum gut fühlen

Mit Ashtanga Yoga trainieren Sie Ihren Körper vom Kopf bis zu den Zehen. Die dadurch entstehende Körperhitze fördert die Durchblutung und entgiftet zudem den gesamten Organismus. Ihre Muskelpartien werden gelockert, geformt und gedehnt, und Sie bleiben elastisch. Eine spezielle Atmung verbessert die Konzentrationsfähigkeit und fördert die Gelassenheit im Alltag. Ashtanga Yoga besteht aus festen Reihen von Übungen und ist so aufgebaut, dass sich dynamische Elemente und länger gehaltene Positionen abwechseln. Die Übungen sind bewusst durchdacht angeordnet: Jede vorangegangene Position bereitet die nachfolgende optimal vor. Deshalb ist es sehr wichtig, dass Sie die festgelegte Reihenfolge bei Ihrem Training grundsätzlich einhalten. Denn nur so bleibt der Körper im Fluss, und es entsteht nach und nach eine »Meditation in Bewegung«.

Vor allem aber spielt das richtige Atmen eine große Rolle, denn ein gleichmäßiger, ruhiger Atemstrom versorgt den Körper mit zusätzlicher Energie und ermöglicht es, konzentriert und gelassen auf Herausforderungen zu reagieren. Schon ein kleines Ashtanga-Programm macht Sie rundum fit, beruhigt die Nerven und fördert die Ausdauer.

Viele Anfänger fühlen sich bereits nach ihrer ersten Praxis angenehm erschöpft und zugleich erfrischt. Um die vielfältigen Vorteile des Ashtanga zu erfahren und ein ganz neues Körpergefühl zu entdecken, sollten Sie sich während der gesamten Übung ganz auf sich selbst konzentrieren und keine Ablenkungen zulassen. Konzentration beeinflusst nämlich auch Ihr Wohlbefinden und Ihre Stimmung positiv – und das nachhaltig! Die Folge: Eine größere Gelassenheit und Stärke im Umgang mit Stress im Alltag machen sich schon nach kurzer Zeit bemerkbar.

SELTEN SPRICHT ETWAS GEGEN EIN TRAINING

Dieser Ratgeber stellt Ihnen Übungsprogramme für Anfänger und für Yoga-Geübte vor. Sie sind so konzipiert, dass Sie sie zu Hause ohne größeren Aufwand und unabhängig von Ihrer persönlichen Fitness durchführen können. Bei Zweifeln an Ihrer Konstitution, bei Verletzungen oder (chronischen) Erkrankungen sollten Sie jedoch Ihren Arzt fragen, ob ein solches Körpertraining für Sie empfehlenswert ist.

INFO

Indische Wurzeln

Der Begriff Ashtanga Yoga kommt aus der indo-europäischen Gelehrten-sprache Sanskrit, die ähnlich wie Latein heute kaum mehr gesprochen wird, für viele Gelehrte in Indien aber von großer Bedeutung ist. Wörtlich übersetzt bedeutet Ashtanga Yoga achtgliedriger Yoga, denn Ashtanga setzt sich zusam-men aus »astau« (acht) und »anga« (Glieder). Schon in den rund 2000 Jahre alten Yoga-Sutras, dem wichtigsten Quellentext, auf den sich auch heute noch die meisten Yoga-Formen beziehen, kommen einige Gedanken zur Atemkon-trolle (Seite 22) und ein paar zu den Körperübungen (Seite 22) vor. Die Yoga-Sutras werden einem Weisen namens Patanjali zugeschrieben, der acht Stufen (ab Seite 19) des Menschen auf dem Weg seiner persönlichen Weiterentwick-lung beschreibt.

INFO

DAS ZENTRUM DER ASHTANGA-YOGA-WELT: PATTABHI JOIS

Pattabhi Jois ist für alle Ashtanga-Yoga-Anhänger weltweit die höchste Autorität. Er erhielt sein Yoga-Wissen von dem berühmten Guru Krishnamacharya. Die Bezeich-nung »Guru« bedeutet in diesem Zusammenhang nichts Esoterischgeheimnisvolles, sondern einfach nur »Lehrer« oder »der Licht in die Dunkelheit bringt«. In Indien ist es üblich, dass Schüler ihren Lehrer mit »Guruji« ansprechen. Pattabhi Jois begann 1937, Yoga zu unterrichten und gründete 1948 das »Ashtanga Yoga Research Institute« in Mysore im südindischen Bundesstaat Karnataka, wo er bis heute Forschungen in Ash-tanga Yoga betreibt. Von 1956 bis zu seiner Pensionierung 1973 hat er als Professor für Sanskrit am »Sanskrit College« von Mysore gelehrt.
Der Meister selbst, seine Tochter Saraswati und sein Enkel Sharath Rangaswami, der seit langem seine rechte Hand ist und sein Nachfolger werden wird, führen in Mysore die Yoga Shala, die Yoga-Schule. Diese ehrwürdigen Hallen sind mittlerweile Pilgerstätte der Ashtanga Yogis aus aller Welt. Doch alle paar Jahre bricht Pattabhi Jois mit seiner ganzen Familie zu einer mehrere Monate dauernden Welt-Tournee auf, der »Guruji World Tour«. Er macht hauptsächlich in nordamerikanischen Städten und in London Station, wohin dann seine Anhänger für ein oder zwei Wochen reisen.

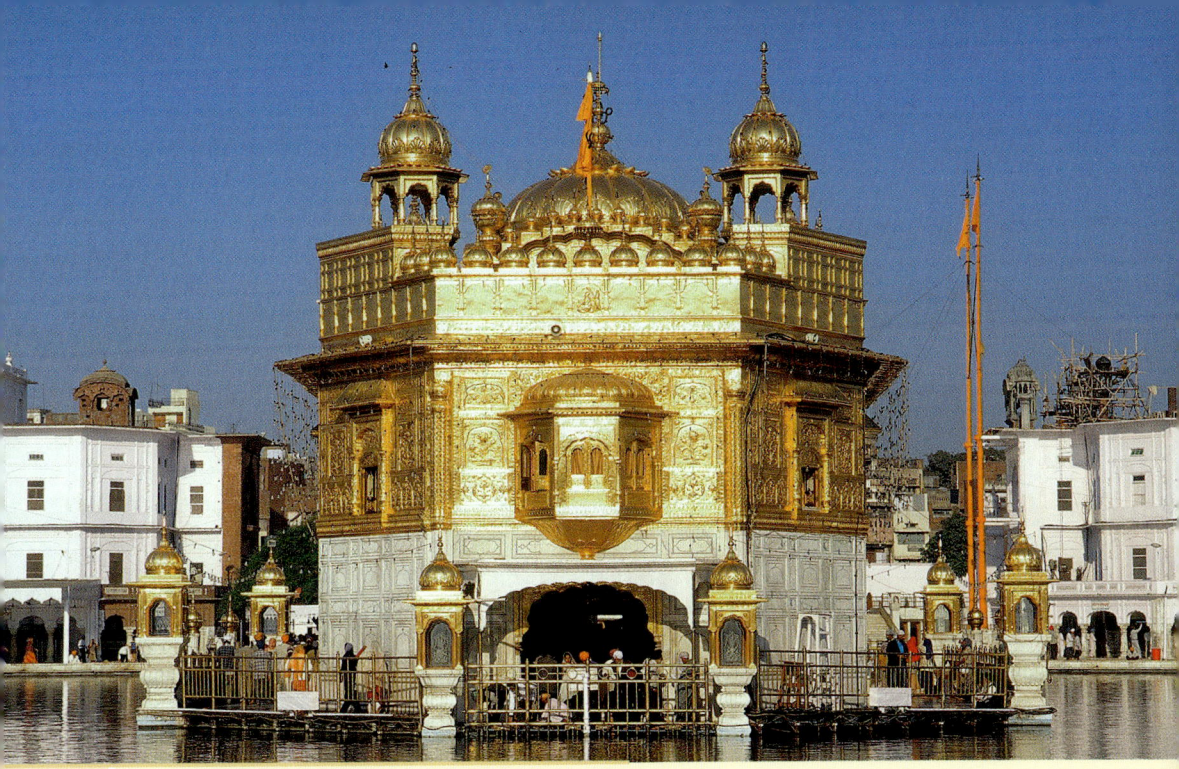

Gläubige Sikhs pilgern zu ihrem Heiligtum, dem Goldenen Tempel in Amritsar, Indien.

Der große Yoga-Meister Krishnamacharya entdeckte in den 30er Jahren des letzten Jahrhunderts in einer Bibliothek in Kalkutta halb zerfallene Palmblätter, auf denen die Haltungen des Ashtanga Yoga genau beschrieben waren. Bevor die Blätter endgültig zerfielen, schrieb er die Texte Wort für Wort ab und lehrte sie seine Schüler. Krishnamacharya glaubte, die originalen Anweisungen für jene Körperarbeit entdeckt zu haben, die Patanjali in seinen Yoga-Sutras erwähnte. Deshalb nannte er dieses Trainingsprogramm Ashtanga Yoga. Einer von Krishnamacharyas eifrigsten Schülern war der damals noch jugendliche Pattabhi Jois. Er – mittlerweile 90 Jahre alt – unterrichtet inzwischen längst selbst (Kasten Seite 10), was er einst von seinem berühmten Guru Krishnamacharya gelernt hat. Seit den 70er Jahren reisen Schüler aus der ganzen Welt in immer größerer Zahl nach Mysore und praktizieren unter seiner Anleitung sechsmal pro Woche bei Tagesanbruch Ashtanga. Diese Schüler haben die drei wesentlichen Elemente des Ashtanga Yoga ganz sicher verinnerlicht, die Sie gleich kennen lernen.

Die drei Säulen des Ashtanga Yoga

Der traditionelle Ashtanga Yoga fußt auf drei wesentlichen Bestandteilen, die sich erheblich von anderen Yoga-Formen unterscheiden:

> auf der Synchronisation von Atem und Bewegung mit einer besonderen Atemtechnik (Ujjayi),

> auf einer speziellen Energielenkung durch die Muskelaktivierungen in der Körpermitte (Bandhas) und

> auf der Konzentration auf einen jeweils bestimmten Blickpunkt (Drishti).

Ohne diese drei Elemente bewirkt Ihr Training nur einen Bruchteil dessen, was es eigentlich bewirken könnte. Beachten Sie deshalb Ujjayi, Bandhas und Drishti stets so gut es Ihnen möglich ist. Erst dann erzielen Sie auch auf mentaler Ebene eine optimale Wirkung.

Säule 1: Die Atmung (Ujjayi)

Die Atemtechnik des Ashtanga Yoga ist zwar relativ simpel, erscheint jedoch zu Beginn etwas gewöhnungsbedürftig. Sie wird ausschließlich durch die Nase ausgeführt. Bei Ujjayi wird die Muskulatur um die Stimmritze, die sich zwischen den Stimmbändern befindet, leicht aktiviert. Versuchen Sie, die Muskeln in der Kehle etwas zusammenzuziehen. Dadurch werden die Luftzufuhr und die Luftabgabe räumlich begrenzt und zeitlich ausgedehnt. Anders ausgedrückt: Es strömt weniger Atemluft auf einmal in den Brustkorb, und Sie

TIPP

FINDEN SIE DEN RICHTIGEN TON

Der Ujjayi-Ton entsteht nicht in der Nase: Mit Schniefen oder Schnarchen hat er nichts zu tun. Folgende Tipps helfen Ihnen, die richtige Stelle in der Kehle zu finden:

> Rollen Sie die Zungenspitze hoch zum hinteren Gaumen, dorthin, wo er weicher wird, und drücken Sie mit der Zunge gegen diese Stelle. Damit entsteht eine leichte Muskelaktivierung um die Stimmritze und hinten in der Kehle. Fühlen Sie, wie dort mehr Raum entsteht. Atmen Sie gleichmäßig durch die Nase ein und aus. Lösen Sie dann die Zunge und versuchen Sie, die Muskelaktivierung um die Stimmritze zu halten.

> Stoßen Sie mit geöffnetem Mund ein gehauchtes, stimmloses »Ha« aus. Versuchen Sie nun dasselbe mit geschlossenem Mund.

Ganz wichtig: Bleiben Sie stets ruhig und gelassen, um Verkrampfungen oder hektisches Atmen zu vermeiden.

atmen langsamer als normalerweise. Die Stimmritze dürfen Sie jedoch nicht ganz verschließen, denn sonst würden der Atem- und der Energiefluss blockiert. Durch die Muskelaktivierung um die Stimmritze erzeugen Sie einen Klang, der – sobald Sie es richtig machen – einem Meeresrauschen ähnelt. Der Ton muss nicht sehr laut sein. Wichtiger ist es, tief, fein und langsam zu atmen.

Es erfordert schon etwas Übung, diese Muskeln in der Kehle bewusst zu aktivieren. Nutzen Sie stets die volle Kapazität Ihrer Lungen und atmen Sie in den gesamten Brustkorb. Die Lunge ist ein sehr großes Organ, das bis unter die Schlüsselbeine reicht. Beim richtigen Einatmen weitet sich der Brustkorb in alle Richtungen, besonders zu den Seiten und nach hinten. Dabei dehnen sich die kleinen Muskeln zwischen den Rippen, die häufig etwas verkürzt sind, was die Atmung flach werden lässt. Flache Atmung verhindert, dass ausreichend Sauerstoff in die Zellen weitergeleitet wird.

Die Phase der Ein- und Ausatmung sollten Sie nach und nach gleichmäßig verlängern. Dafür ist es hilfreich, sich ein Zählmaß vorzunehmen, das Sie auch einhalten. Zählen Sie also beim Einatmen in Gedanken langsam etwa bis vier und atmen Sie ebenso langsam bis vier wieder aus. Zwischen dem Einatmen und dem Ausatmen liegt jeweils eine ganz kleine natürliche Pause (Sthiti). Bereits nach einigen Wochen werden Sie Ihre Zahl erhöhen können.

Die Ujjayi-Atmung stellt eine Verbindung zwischen Körper und Geist her, denn der Atemton wirkt beruhigend. Zudem hat diese Atemtechnik sowohl eine reinigende als auch eine temperaturregulierende Wirkung, und sie erwärmt die in den Brustkorb fließende Atemluft.

Ujjayi wird im Ashtanga Yoga grundsätzlich mit Uddiyana und Mula Bandha (Säule 2) zusammen ausgeführt. Ohne die Aktivierung der Bandhas gibt es genau genommen kein Ujjayi! Doch für den Anfang können Sie natürlich auch ohne Bandhas üben.

Säule 2: Die Energielenkung (Bandhas)

Unter Bandhas versteht man im Ashtanga Yoga bestimmte Muskelaktivierungen, mit denen die im Körper zirkulierenden Energieströme gelenkt werden, um sie besser zu nutzen. Zwei dieser Bandhas sind beim Ashtanga-Training von zentraler Bedeutung: die Unterbauchmuskulatur (Uddiyana Bandha) und der Afterschließmuskel (Mula Bandha). Versuchen Sie doch einmal, sie zu aktivieren:

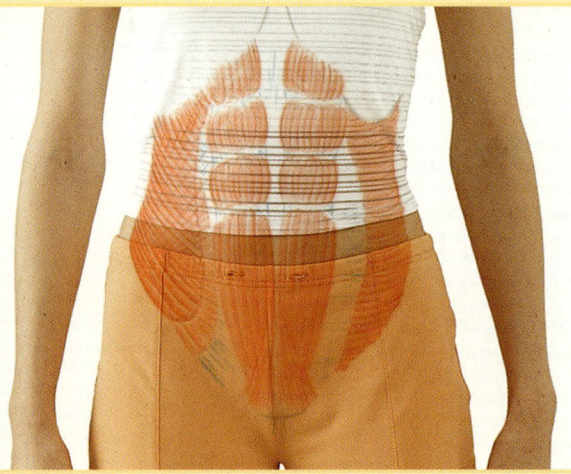

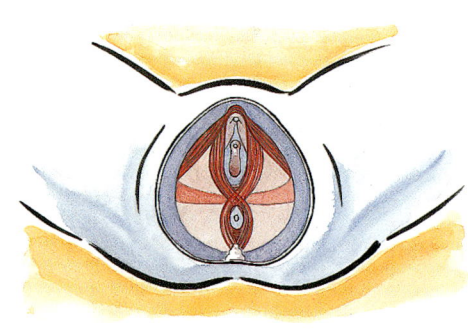

> Aktivieren Sie alle Bauchmuskeln,
vom Schambein bis zum Nabel.

> Die äußere Schicht des Beckenbodens:
Aktivieren Sie diesen ringförmigen Muskel.

> Für das erste Bandha ziehen Sie die Bauchmuskulatur unterhalb des Nabels leicht nach innen und ein wenig nach oben in Richtung Wirbelsäule – und schon haben Sie Uddiyana Bandha aktiviert! Ziel ist es, diese leichte Muskelkontraktion des Unterbauchs das gesamte Training hindurch zu halten. Anfangs wird das vielleicht nur für kurze Zeit möglich sein. Doch mit etwas Übung wird es Ihnen immer besser gelingen.

> Aktivieren Sie nun auch das zweite Bandha. Dazu ziehen Sie den Afterschließmuskel ebenfalls leicht nach innen und oben ein. Dieser ringförmige Muskel aktiviert den ganzen Beckenboden.

Nach und nach wird es Ihnen gelingen, beide Bandhas gleichzeitig zu halten, während Sie tief, langsam und fein in den Brustkorb atmen.

Uddiyana Bandha und Mula Bandha spannen den Beckenboden ähnlich wie eine Hängematte, die durch den Zug an zwei Stellen angehoben wird. Als Stütze im unteren Rumpf erbringt der Beckenboden täglich Höchstleistungen gegen die nach unten wirkende Schwerkraft. Durch die Aktivierung der Bandhas werden zudem unsere Bauchorgane optimal durchblutet und die häufig durch Fehlhaltungen belastete untere Rückenpartie gestützt. Die Bandhas verleihen Ihnen in Verbindung mit Ujjayi eine besondere Leichtigkeit, die Sie förmlich durch die Übungen »fliegen« lässt. Jetzt müssen Sie nur noch Ihre Konzentration auf bestimmte Blickpunkte richten.

Säule 3: Die Konzentration auf Blickpunkte (Drishti)

Jeder Haltung oder jedem Asana des Ashtanga ist ein bestimmter Blickpunkt (Drishti) zugeordnet, auf den Sie locker und unverkrampft schauen. Gemeint ist nicht, den Blick auf einen bestimmten Gegenstand, sondern das Bewusstsein auf einen bestimmten Punkt zu lenken. Insgesamt gibt es neun solcher Punkte, wie etwa die Daumen (bei über dem Kopf gehobenen Armen) oder die Zehen (beim Vorwärtsbeugen). Durch den Drishti trainieren Sie vor allem die Augenmuskulatur, und die Halswirbel werden ausgerichtet.

Der Blickpunkt sammelt die Konzentration und gibt die Richtung an, in die der Körper sich tendenziell ausrichten und strecken soll. Ganz automatisch werden dadurch die Halswirbel in die richtige Position gebracht, was sich wohltuend auf die Nackenmuskulatur auswirkt und einer Verspannung vorbeugt oder eine vorhandene Verspannung löst. Die Augenmuskulatur wird trainiert, weil sich die Position der Augäpfel beim Blick auf den Drishti immer etwas verändert. Falls Ihnen der in einem Asana vorgesehene Blickpunkt unangenehm sein sollte, können Sie Ihren Blick auch neutral geradeaus richten.

Nach längerem Trainieren werden Sie feststellen, wie die drei Säulen zu einer Einheit verschmelzen: Sie erreichen einen Zustand hoher Konzentration und das Gefühl des »Einssein« in den Haltungen. Diese Einheit von Körper und Geist mit Hilfe von Ujjayi, Bandhas und Drishti heißt Tristana. Durch Tristana wird Ashtanga Yoga zu einem meditativen Fluss.

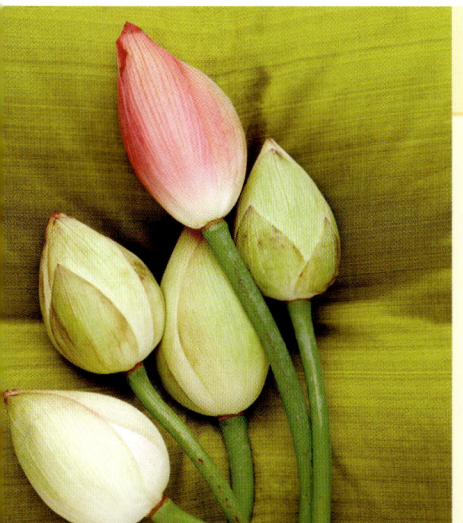

WAS TUN BEI KRANKHEIT?

Kleinere Unpässlichkeiten müssen Sie nicht am Üben hindern. Sollten Sie ernsthaft erkrankt sein, nehmen Sie das Training besser erst nach Ihrer Gesundung wieder auf. In Zweifelsfällen fragen Sie Ihren Arzt. Die Erfahrung zeigt jedoch, dass bei einer leichten Erkältung ein kleines Ashtanga-Yoga-Training eher gut tut als schadet. Mit Fieber sollten Sie jedoch nicht trainieren, weil Ihr Immunsystem dann alle Kräfte benötigt, um das Fieber zu bekämpfen.

WICHTIG !

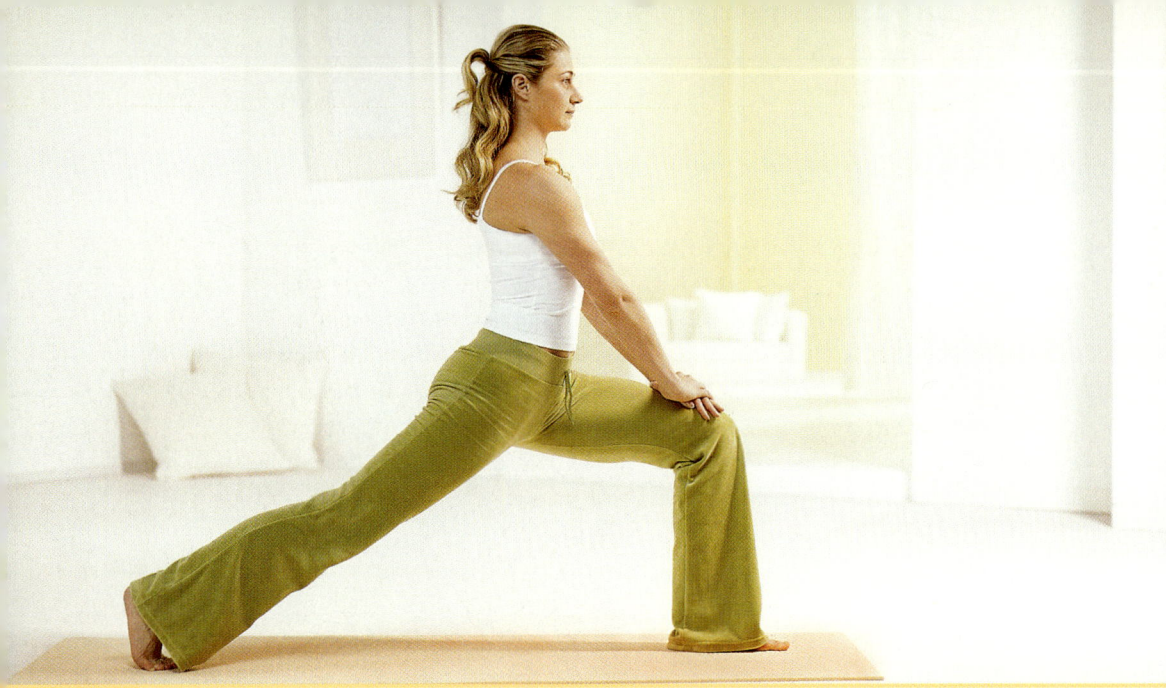

Viel mehr
als ein Körpertraining

Ashtanga Yoga verbindet dynamische Bewegungselemente (Vinyasas) mit länger gehaltenen Positionen oder Haltungen (Asanas). Dabei findet
eine besonders intensive Muskelarbeit statt. Diese Muskelaktivierung wird isometrische Kontraktion genannt. Bei Asanas handelt es sich also um isometrische Haltungen. Beide Elemente, Vinyasa und Asana, werden nach einem vor-
gegebenen Ablauf ausgeführt und mit der Atmung verbunden. Der Atem wird
auf diese Weise mit den Bewegungen synchronisiert. Halten Sie niemals die
Luft an. Gerade durch die geräuschvolle Ujjayi-Atmung gewinnen die Übungen
den meditativen Charakter, von dem Körper und Geist profitieren.

> **Ashtanga fördert** nicht nur die Flexibilität Ihres Körpers, sondern baut die
Muskulatur auf und stärkt das Herzkreislaufsystem. Die verschiedenen Übungen dehnen sämtliche Muskeln und Sehnen. Eine genaue Stellung der Glied-

maßen und des Rumpfes (Füße, Beine, Hüften, Schultern, Arme, Wirbelsäule und Kopf) während des Trainings schützt vor einer ungesunden Überstreckung der Gelenke. Die notwendige Muskelaktivierung stützt vielmehr die Gelenke zusätzlich und hält sie in der richtigen Position zueinander. Durch diesen komplexen Übungsablauf verbessert sich Ihre Koordination, also die Fähigkeit zu kontrollierten Bewegungen einzelner Körperteile. Das kommt Ihrem Gleichgewichtssinn zugute, weil Sie sich in den Haltungen immer wieder neu ausbalancieren. Diese äußere Balance überträgt sich zunehmend auf andere Bereiche Ihres Lebens.

> **Ashtanga schult** die Disziplin. Durch die Verbindung von Atmung, Bandhas und Drishti gelingt die perfekte Konzentration. Frei von Ablenkungen verhilft das Training zur nachhaltigen Entspannung. Eine elegante, natürliche Leichtigkeit auf körperlicher und mentaler Ebene ist die Folge. Wenn Sie es also schaffen, sich auf das im jeweiligen Moment Wichtige zu konzentrieren, etwa auf das Training, werden Sie auch Alltagssorgen mit mehr Gelassenheit begegnen.

> **Ashtanga spendet** also Energie, die Sie anderweitig sinnvoll einsetzen können. Sie wissen sicherlich, dass ein zerstreuter Geist eine große Stressquelle darstellt und deshalb unweigerlich zu Energieverlust führt. Ist Ihr Geist hingegen ruhig und auf eine bestimmte Sache konzentriert, erhöht sich das Energielevel des ganzen Organismus. Das wirkt sich wiederum positiv auf alle Lebensbereiche aus.

REGELMÄSSIGKEIT LOHNT SICH

»Ohne Fleiß kein Preis.« Dieses Prinzip gilt auch für Ashtanga Yoga. Wenn sich die positiven Effekte einstellen sollen, ist ein regelmäßiges Trainingsprogramm unerlässlich. Typische Fehlhaltungen und daraus resultierende Probleme wie Verspannungen, Gelenkentzündungen und Schmerzen können Sie damit auf Dauer lindern, häufig sogar beheben.

WICHTIG !

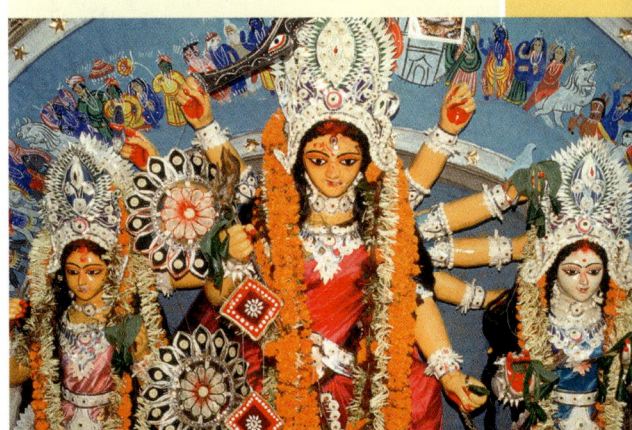

Die richtige Stellung der Gelenke zueinander ist im Ashtanga Yoga das A und O. An Ihrer Beinstellung können Sie Ihr Alignment selbst leicht überprüfen: Wenn Sie mit geöffneten Füßen aufrecht stehen, befindet sich das Kniegelenk senkrecht über dem Sprunggelenk. Die Kniescheibe zeigt gerade nach vorn, und das Hüftgelenk steht genau über dem Knie. Dadurch ergibt sich eine stabile Beinachse, die optimale Haltung für die drei beteiligten Gelenke (Sprunggelenk, Kniegelenk, Hüftgelenk). Durch eine leichte Aktivierung der Bein-, Bauch- und Pomuskulatur stützen Sie diese Achse. Bei Fehlstellungen wie O- oder X-Beinen gerät sie aus dem Lot. Die meisten Haltungsfehler sind jedoch nicht angeboren, sondern das Ergebnis einer jahrelangen falschen Körperhaltung. Doch selbst starken Fehlhaltungen können Sie entgegenwirken.

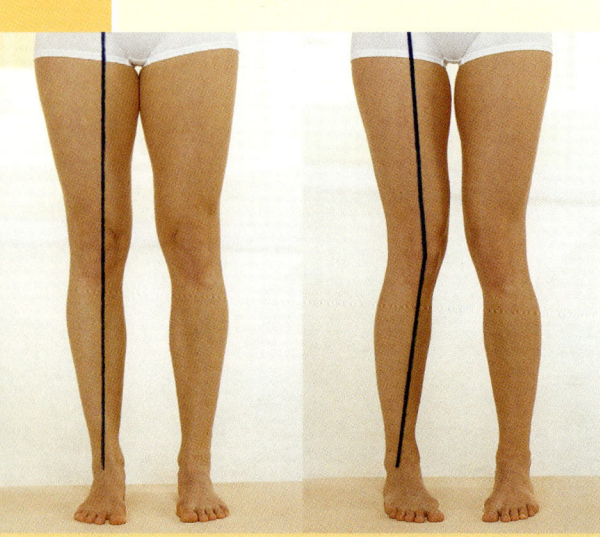

Links: richtige Stellung der Gelenke
Rechts: Fehlstellung der Gelenke

Wenig Aufwand – große Wirkung

Ashtanga Yoga bringt Ihre Gelenke ins Lot, stärkt Ihr Immunsystem und unterstützt die Reinigung von innen. Das werden Sie nach kurzer Zeit auch dann feststellen, wenn Sie nur wenig Zeit für Ihr Training aufwenden können. Jedoch unter einer Bedingung: Sie üben regelmäßig.

> Ein regelmäßiges Training bringt Ihre Gelenke in eine harmonische Ausrichtung und den Körper in seine ursprüngliche Balance. Eigentlich ist diese Position von Natur aus vorgesehen, jedoch heute bei vielen Menschen durch Fehlhaltungen eingeschränkt. Sie klagen über Rücken- oder Gelenkschmerzen, die sich trotz vielfältiger Sportangebote kaum mindern lassen. Ashtanga hingegen bringt die Gelenke ins Lot! Diese Art der Körperarbeit heißt »Alignment«. Das ist ein sehr wichtiger Begriff im Ashtanga Yoga.

> Jede Übung wird entsprechend der natürlichen Stellung der Gelenke ausgeführt, besonders dann, wenn auf sie Druck oder Zug ausgeübt wird. Sie müssen sich also nicht unnatürlich verbiegen. Stattdessen korrigieren Sie mit Ihrem Training dauerhaft Haltungsfehler und Fehlbelastungen, und Ihr Körper findet zu seinen ursprüng-

lichen Bewegungsmöglichkeiten zurück und gewinnt an Elastizität. Davon profitiert besonders Ihre Wirbelsäule, die wieder belastbarer wird. Auch bei Sportverletzungen, bei chronischen Schmerzen im Bewegungsapparat oder sogar bei Osteoporose hilft ein individuell angepasstes Training.

❯ Ein gesunder Bewegungsapparat schützt vor mancherlei Verletzungen. Diese positive Wirkung überträgt sich direkt auf das Immunsystem, auf die Verdauungsorgane, auf das vegetative Nervensystem und auf das Bindegewebe. Deshalb bietet Ashtanga Yoga einen ganzheitlichen Ansatz zur Gesunderhaltung unseres Körpers. Und wenn unsere Gesundheit doch einmal angegriffen sein sollte, aktiviert Ashtanga Yoga die Selbstheilungskräfte und unterstützt und beschleunigt die Regeneration.

❯ Der menschliche Körper ist ständig damit beschäftigt, sich von überflüssigen Stoffwechselprodukten zu befreien. Eine gesunde und leichte Ernährung würde diese Selbstreinigung unterstützen. Doch durch unsere moderne Lebensweise stören wir diesen Prozess häufig. Ashtanga Yoga aktiviert und intensiviert auch die Selbstreinigung: Das Bindegewebe wird entschlackt, die Gelenkflüssigkeit entgiftet und sämtliche Stoffwechselvorgänge werden unterstützt. Die inneren Organe erhalten eine durchblutungsfördernde Massage. Dadurch wiederum erhöht sich unser Energielevel, und unser Allgemeinbefinden verbessert sich. Das wussten eben schon die weisen Yogis.

Uralte Weisheiten

Es lässt sich historisch nicht genau nachvollziehen, wer Patanjali (Seite 10) war und ob die Sutras von ihm allein stammen. Doch die Bedeutung seiner knapp 200 Lehrsätze ist auch heute unbestritten. Manche beschäftigen sich sehr genau mit der Art und Weise, wie unser Geist arbeitet. Deshalb sind Patanjalis Übungstipps immer noch topaktuell und auch für jeden von Interesse, der Yoga als Stressmanagement (ab Seite 23) einsetzen möchte und sinnvolle Vorschläge für den Umgang mit Problemen sucht.

Patanjali hat einen achtgliedrigen Yoga-Weg aufgezeigt und ihn in fünf äußere und drei innere Stufen unterteilt. Sie können diese Stufen entweder als Glieder eines Körpers verstehen, von denen jedes seine Aufgabe hat und die sich in ihrer Funktion ergänzen. Oder Sie sehen sie als persönliche Weiterentwicklung, bei der der Mensch Stufe für Stufe erklimmt.

Der achtgliedrige Yoga-Weg

Die fünf äußeren Glieder beziehen sich auf das Verhalten anderen gegenüber, auf das Verhalten uns selbst gegenüber, auf Körperübungen, auf die Atemkontrolle und auf das Zurückziehen der Sinne von der Außenwelt. Die drei inneren Glieder betreffen Konzentration, Meditation und Selbsterkenntnis.

Die fünf äußeren Glieder

Die Yogis glauben, dass jeder Mensch in der Lage ist, den Entwicklungsstand der fünf äußeren Stufen zu erreichen. So naheliegend manche Ratschläge auch klingen mögen – nur allzu oft gehen wir einen anderen Weg.

❯ 1. Yama: Verhalten anderen gegenüber

Yamas sind Verhaltensvorschläge, die den Menschen das Zusammenleben erleichtern. Vor jeder Handlung oder Äußerung könnten Sie sich also generell fragen, ob es nach den Yama-Regeln geschickt ist, sich so zu verhalten, wie Sie es beabsichtigen. Wenn Sie sich diese Frage guten Gewissens mit Ja beantworten können, verringern Sie mögliche Konflikte mit der Umwelt. Eines der wichtigsten Yamas ist sicherlich Ahimsa, wörtlich übersetzt »Nicht-Gewalt«. Damit sind nicht nur die offensichtlichen Formen von Gewalt gemeint. Vielmehr geht es auch um die Verletzung, die wir anderen durch verurteilende Worte oder Gedanken zufügen. Es geht also weniger um Gewaltakte als solche, sondern um

INFO

»YOGA IST DIE HINDERUNG DER TÄTIGKEITEN DES GEISTES«

Ashtanga Yoga wurde entwickelt, um den Geist zur Ruhe zu bringen und ihn am ständigen Umherschweifen zu hindern. Sich ganz und gar auf eine einzige Sache zu konzentrieren, so fanden die Yogis heraus, bedeutet vollkommene Entspannung und führt zu der Erkenntnis, was wirklich wichtig ist. Bei dem Weisen Patanjali lautet dieser Kernsatz in der Gelehrtensprache Sanskrit »yogas citta-vritti-nirodhah« und bedeutet nichts anderes, als unerwünschte Gedanken an ihrer Aktivität zu hindern, um zur Ruhe zu finden. Der Geist verselbstständigt sich auf eine Weise, die den Stresspegel erhöhen, den Schlaf rauben und die Lebensfreude zerstören kann. Zum Ausgleich lenken wir uns am Ende des Tages ab – teilweise auf sehr ungesunde Art, doch die Anspannungen verlagern sich nur. Die Körperübungen der Yogis dagegen helfen, sie abzubauen.

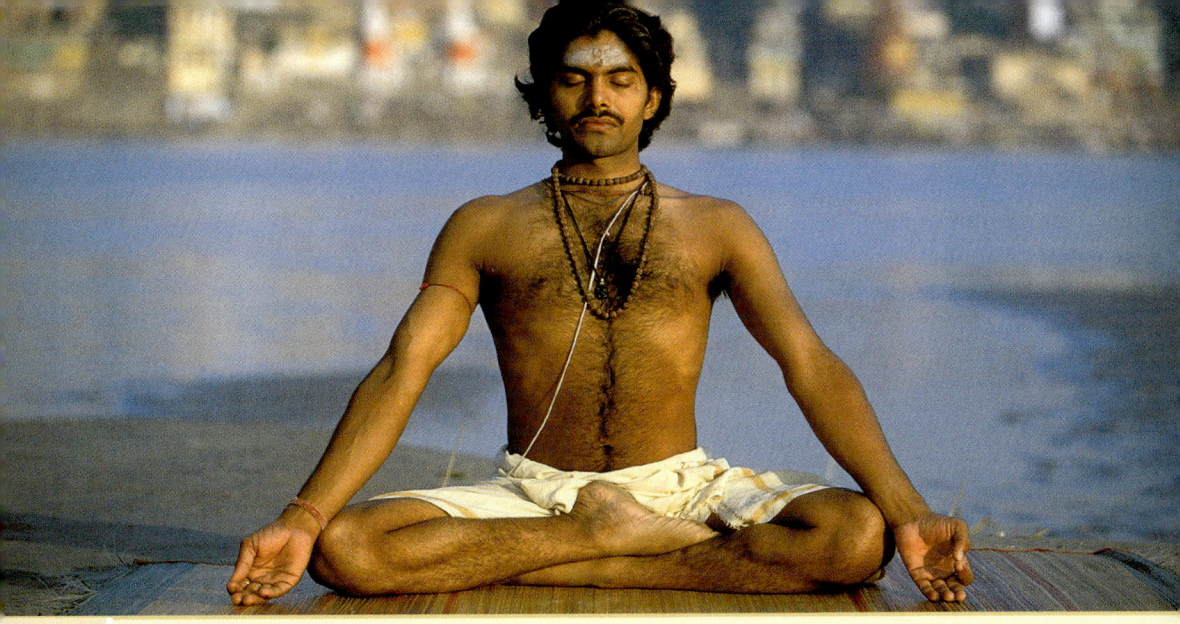

❯ Eine stille Meditation im halben Lotus –
hinter dieser entspannten Haltung steckt viel Arbeit.

einen respektvollen Umgang mit anderen Menschen und eine ausgeglichene
Geisteshaltung. Denn eine aggressive Tat ist der Anstoß für eine Vielzahl neuer
negativer Gedanken, Aggressionen und Handlungen.
Weitere Yamas sind Wahrhaftigkeit (Satya), Nicht-Stehlen (Asteya), auch das
Stehlen von Aufmerksamkeit ist damit gemeint, das rechte Maß halten (Brah-
macharya) und das »Nicht-Anhaften« an Besitz (Aparigraha).

❯ 2. Niyama: Verhalten uns selbst gegenüber

Niyamas sind Vorschläge für den Umgang mit sich selbst. Dazu zählen Reinheit
von Körper und Geist (Shaucha), Zufriedenheit (Santosha), Energiegewinn
durch Disziplin (Tapas), Beschäftigung mit Schriften (Svadhyaya) und Vertrau-
en in ein höheres, göttliches Prinzip (Ishvara Pranidhana). Im Ashtanga Yoga
wird keine extreme, sondern eine sehr maßvolle Selbstdisziplinierung (Tapas)
empfohlen. Ein Beispiel: Sie nehmen sich vor, für einen bestimmten Zeitraum
auf eine ungesunde Angewohnheit zu verzichten, also etwa zwei Wochen lang
keinen Kaffee zu trinken, keine Zigaretten zu rauchen oder keine Süßigkeiten
zu essen. Eine solche Einschränkung – so glauben die Yogis – bringt einen
Energieschub, den wir für andere Lebensbereiche nutzen können, vielleicht für
die Erledigung einer unerfreulichen Arbeit.

❯ 3. Asana: Körperübungen

Das Körpertraining ist eingebettet in die anderen Yoga-Stufen, die Ausgeglichenheit und Entspannung ermöglichen. Letztendlich sind die Haltungen eine Vorbereitung für den Lotussitz, den Yogis für ihre Meditation unbegrenzt lange und ohne körperliche Probleme zu bekommen einnehmen wollen. Natürlich können Sie vorerst auch nur das Körpertraining machen und sich erst später mit den anderen Stufen beschäftigen, wenn Sie daran Interesse haben. Genau genommen üben Sie zwangsläufig ständig etwas, das zu einer der anderen Stufen gehört, etwa mit dem Ergebnis einer Übung zufrieden zu sein, selbst wenn es Ihren eigenen Ansprüchen nicht genügt.

❯ 4. Pranayama: Atemkontrolle

Eine bewusst gesteuerte Atmung ist jederzeit einsetzbar, um Ihre Lebensenergie (Prana) zu wecken, zu lenken und zu vermehren. Atemübungen sind außerdem eine hervorragende Konzentrationshilfe für Menschen, die sich leicht ablenken lassen. Über den Atem können Sie eine Verbindung zwischen Körper und Geist herstellen, die im hektischen Alltag oft verloren geht.

Ganesha wird in Indien als Gott des Anfangs und des Gelingens verehrt.

❯ 5. Pratyahara: Zurückziehen der Sinne von der Außenwelt

Die Yogis gehen davon aus, dass die stetige und bewusste Übung der ersten vier Stufen dazu führt, dass der Mensch seine Sinne vollständig von Störungen freihalten kann. Das bedeutet, sich weder von Eindrücken, die von außen einströmen, noch von den Erinnerungen (Samskaras) und den Gefühlen, die innerlich aufwühlen und wiederum Anstoß für neue Gedanken sind, ablenken zu lassen. Stattdessen sollen wir unseren Geist ganz auf uns richten.

Die drei inneren Glieder

Bei diesen drei Stufen handelt es sich um verschiedene Grade vollständiger Konzentrationsfähigkeit, die schließlich zu der Erkenntnis führt, wer man wirklich ist. Und das – so denken die Yogis – ist etwas völlig anderes, als man bisher geglaubt hat, sozusagen eine 180-Grad-Wendung der Perspektive auf das eigene Selbst und die Umwelt.

> **6., 7. und 8.: Dharana, Dhyana und Samadhi: Konzentration, Meditation und Selbsterkenntnis**

Zunächst ist es nur für kurze Zeit möglich, den Geist auf einen einzigen Gegenstand zu richten, ohne störende Gedanken und vollkommen frei von Bewertungen oder vorgefertigten Konzepten. Diese Fähigkeit heißt im Yoga »Einpünktigkeit« (Ekagrata). Irgendwann verlängert sich die Phase der völligen Konzentration, und erst da beginnt das, was man umgangssprachlich bereits in einem viel früheren Stadium Meditation nennt. Sammelt und steigert sich die Aufmerksamkeit noch weiter, so ist die Meditation schließlich ohne einen Konzentrationsgegenstand möglich.

Die Entwicklung dieser Fähigkeit ist die Voraussetzung dafür, den Zustand des Samadhi zu erreichen. Hier erfährt der Mensch völliges Einssein mit dem wahren Selbst und der Umwelt und erkennt das Wesentliche. Er befindet sich in absoluter Harmonie und Zufriedenheit.

Da es sich bei den drei inneren Gliedern um verschiedene Abstufungen auf dem Weg der immer intensiveren Konzentration handelt, werden sie zusammenfassend als Samyama (wörtlich Sammlung) bezeichnet.

Selbstbeobachtung als Stressmanagement

Vielleicht erscheinen Ihnen manche von Patanjalis Ratschlägen aus den Yoga-Sutras im ersten Moment schwer zugänglich oder sogar weltabgewandt. Lassen Sie sich vom Gegenteil überzeugen, indem Sie sich die Strategien der Yogis selbst zu Nutze machen. Im Grunde handelt es sich um ein sehr altes, vielfach erprobtes System zum Stressmanagement. Wesentlich dabei ist, sich fortwährend aus einer neutralen Perspektive selbst zu beobachten. Dadurch lernen wir, die Ursachen unserer Stimmungen richtig einzuschätzen, und zwingen uns, sorgfältig zu überlegen, bevor wir handeln.

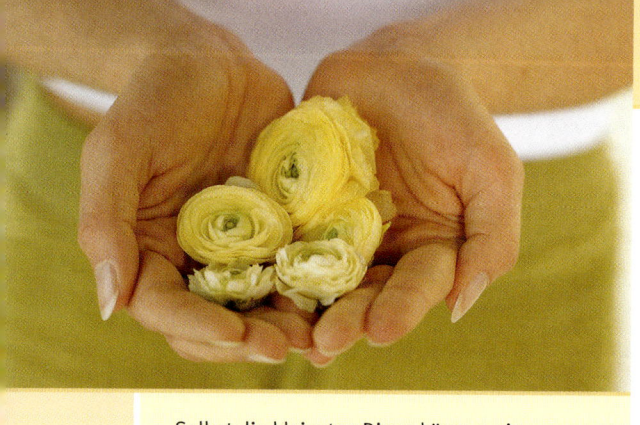

Selbst die kleinsten Dinge können ein
Gefühl der Zufriedenheit auslösen.

Halten Sie Distanz zu sich

Beobachten Sie sich, ohne sich im Sinne einer inneren, tadelnden Stimme zu bewerten oder zu verurteilen. Im Gegenteil: Entwickeln Sie eine leicht distanzierte Haltung zu Ihrem eigenen Denken, Fühlen, Erleben und Handeln. Stellen Sie ganz nüchtern fest, dass Sie im Moment wütend oder aufbrausend sind, vielleicht sogar ungerecht gegenüber anderen. Überprüfen Sie, ob es hilfreich für Sie selbst, für die Menschen in Ihrem Umfeld oder für eine heikle Situation ist, wenn Sie sich solchen Stimmungen offen hingeben. Meistens stehen sie einer Konfliktlösung im Weg, rauben Energie und verursachen noch mehr Stress. Ein Schneeballeffekt also! Zugegeben: Einfach wegzuschieben sind Sorgen, Gefühle, Wünsche und Begierden natürlich nicht. Aber wir können unsere Gemütslagen immer wieder neu beobachten und werden feststellen, dass uns zunehmend seltener Gedanken und Gefühle aufwühlen. Und dann werden wir mit mehr Gelassenheit reagieren.

Erst überlegen – dann handeln

Obwohl wir in einer handlungsorientierten Gesellschaft leben, ist es manchmal sinnvoll, nicht jedem Handlungsimpuls gleich zu folgen. Überprüfen Sie nüchtern, ob Ihre beabsichtigte Handlung geschickt ist oder ob sie Ketten von negativen Gefühlen und Ärger auslöst, entweder bei Ihnen selbst oder in Ihrer Umgebung. Je genauer Sie sich beobachten, um so deutlicher werden Sie wahrnehmen, wie Ihre Worte und Taten wirken. Sie werden feststellen, was Sie längst wissen: Stress entsteht häufig dadurch, dass Sie sich gegen etwas auflehnen, das nicht (mehr) zu ändern ist. Oder sich gegen Situationen zur Wehr zu setzen, die Sie nicht oder kaum beeinflussen können. Sie können weder Ihre Mitmenschen noch Ihr Umfeld bestimmen. Doch Sie können die Perspektive auf sich und Ihre Umwelt ändern. Akzeptieren Sie den Moment, wie er ist, und suchen Sie dann in Ruhe nach einer Lösung. Vielleicht heißt die Lösung, die gegebene Situation annehmen, eine unangenehme Wahrheit endlich aussprechen oder Konsequenzen aus einer lange »erduldeten« Angelegenheit ziehen.

Die Philosophie der Wunschlosigkeit (Santosha)

Der Zustand der Zufriedenheit oder Wunschlosigkeit lässt sich unterschiedlich beschreiben. Die Yogis verstehen unter Zufriedenheit das gelassene Akzeptieren dessen, was ist. Deshalb üben Yogis Santosha, eines der Niyamas (Seite 21), also eine Anweisung für den Umgang mit sich selbst aus dem achtgliedrigen Yoga-Weg. Allgemein verstehen wir unter Zufriedenheit jedoch eher jenen Zustand, in dem (vermeintlich) alle unsere Wünsche erfüllt sind. Ein erheblicher Unterschied! Selbst wenn wir bescheiden und schon zufrieden sind, dass Familie und Freunde gesund sind und nicht im Streit miteinander liegen: Auch das sind bereits Wünsche! Und wer wird schon von sich behaupten wollen, er sei auf Dauer allein damit zufrieden?

Da das Leben zuweilen Hindernisse zwischen uns und eine ständige Wunscherfüllung stellt, schlagen die Yogis vor, ab sofort und dauerhaft zufrieden zu sein und diesen Zustand nicht in die Zukunft zu verschieben. Und das mit gutem Grund: Denken wir nicht oft, dass sich die ersehnte Zufriedenheit einstellt, wenn wir erst eine neue Wohnung, einen neuen Job oder gar einen neuen Partner gefunden haben? Doch leider liegt es in der Natur der Wünsche, dass neue entstehen, sobald die alten erfüllt sind. Das wissen natürlich nicht nur die Yogis, das wissen wir auch selbst sehr genau. Die Yogis allerdings sind auch noch davon überzeugt, dass immer weniger Wünsche entstehen und Wünsche immer weniger unser Denken und Handeln bestimmen, sobald wir die Zufriedenheit in der Gegenwart erreicht haben. Wunschlos zufrieden zu sein – eine wahrlich nachahmenswerte Kunst!

Neben diesen Ratschlägen, die die Selbsterkenntnis fördern sollen, hält Patanjali in seinen Yoga-Sutras auch praktische Tipps bereit, die für die Bewältigung des Alltags hilfreich sind.

DIE PERFEKTE HALTUNG – FREUDVOLL UND FEST ZUGLEICH

Eine der Weisheiten zu den Körperhaltungen lautet: Ein Asana soll sowohl stabil und fest als auch leicht und angenehm sein. Versuchen Sie in den Übungen, diesen scheinbaren Gegensatz zu überwinden. Begegnen Sie der Mühe und Anstrengung mit einer heiteren, freudvollen Haltung. Das fördert Ihre Standfestigkeit und Leichtigkeit auch im Umgang mit den Schwierigkeiten des Lebens ganz allgemein, denen wir ebenfalls freudvoll begegnen sollten.

TIPP

Regelmäßige Praxis – der sichere Weg zum Erfolg (Abhyasa)

Ohne Üben geht es nicht! Patanjali betont die Wichtigkeit des stetigen Übens über einen langen Zeitraum hinweg. Trainieren Sie also regelmäßig und ohne Unterbrechung! Oft fühlen wir uns nicht hundertprozentig fit und finden trotz guter Vorsätze viele Gründe, das Training ausfallen zu lassen. Trainieren Sie einfach trotzdem. Wenn es denn sein muss, ein reduziertes Programm. Mit sehr großer Wahrscheinlichkeit werden Sie sich danach besser fühlen, da Sie Ihren Energiehaushalt aufgefüllt haben. Und Sie werden stolz auf sich sein, Ihren inneren Nein-Sager bezwungen zu haben. Regelmäßig zu üben ist eine wichtige Voraussetzung, um von den vielen Vorteilen des Ashtanga zu profitieren. Ihr Durchhaltevermögen wird belohnt werden, denn durch beständiges Üben stellen sich früher deutliche Erfolge ein.

Losgelöst von Zielen (Vairagya)

Selbst wenn es etwas länger dauert: Lassen Sie sich von vermeintlichen Misserfolgen nicht die Freude verderben! Wichtig ist, dass Sie überhaupt üben, nicht unbedingt, wie es aussieht oder wie gut Sie eine Haltung einnehmen können. Machen Sie sich unabhängig vom Ergebnis Ihrer Übung und lenken Sie stattdessen Ihre Aufmerksamkeit allein auf die Ausführung der Haltungen. Einer bestimmten, manchmal sogar unrealistischen Erwartung anzuhängen und enttäuscht zu sein, wenn sie sich nicht erfüllt, bringt Sie Ihrem Ziel nicht näher. Doch durch ein regelmäßiges, gelassenes Trainieren mit Konzentration auf die Sache werden auch Sie früher oder später bislang unmöglich erscheinende Asanas beherrschen. Patanjali verknüpft die stetige Praxis (Abhyasa) mit der Loslösung vom Ergebnis (Vairagya). Also: Wenn Sie frei von Erwartungen regelmäßig üben, kommen Sie zwangsläufig ans Ziel.

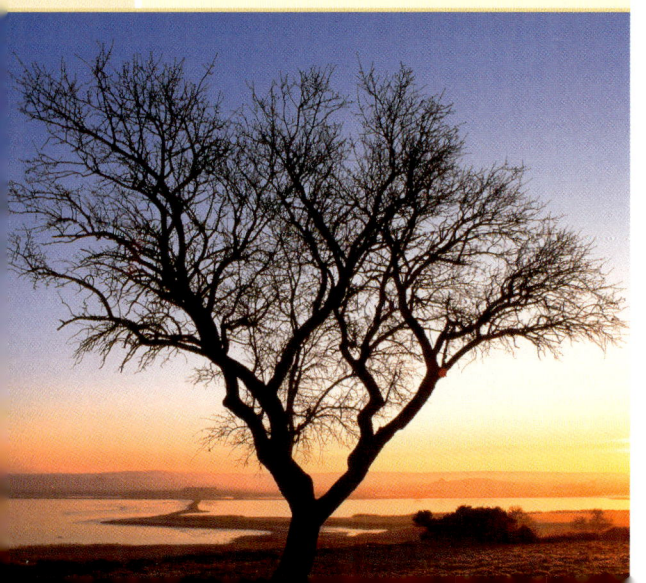

Die Harmonie der Natur bietet Entspannung für Geist und Seele.

ASHTANGA BEIM GURU HÖCHSTPERSÖNLICH

Seit langem war es mein Traum, an einem Unterricht mit Pattabhi Jois teilnehmen zu dürfen. Aber ein bisschen Angst hatte ich auch vor der Begegnung mit dem großen Meister. Doch meine Neugier siegte! Und so entschied ich mich für einen fünftägigen Workshop in London – dem einzigen europäischen Stopp auf der großen »Guruji World Tour 2005«.

Am Vortag der Veranstaltung traf ich ziemlich aufgeregt in London ein und beschloss, gleich den »Ort des Geschehens« zu erforschen. In der großen Halle in der Brick Lane war gerade eine der seltenen »Conferences« im Gange: Wissbegierige Schüler scharten sich um Pattabhi Jois und stellten Fragen, die er in einem etwas gewöhnungsbedürftigen Englisch recht knapp beantwortete. Pattabhi Jois ist kein Mann der großen Worte! Sein Enkel Sharath lieferte die eine oder andere Ergänzung. Allein dafür hätte sich die Reise beinahe gelohnt.

Der Tag der Yogis beginnt früh – also machte ich mich am nächsten Morgen um sechs Uhr auf den Weg. Da begegnete mir schon die erste Teilnehmerin – leicht erkennbar an der Yoga-Matte unterm Arm. In der Halle war bereits mächtiger Trubel, die Matten lagen dicht an dicht. Ich war froh, in der hintersten Reihe noch ein Plätzchen zu ergattern – nicht unbedingt im Blickfeld vom großen Meister. Hier kümmerten sich Saraswati und Sharath um die Übenden. Bald erspähte ich das eine oder andere bekannte Gesicht aus der internationalen Ashtanga-Szene. So etwa John Scott, den berühmten Lehrer, dessen Buch in meinem Regal steht.

Als Pattabhi Jois erschien, verstummten augenblicklich sämtliche Gespräche, und die Teilnehmer stellten sich in Samasthiti vorn auf die Matte, um zusammen das Ashtanga-Yoga-Mantra zu singen. Und schon waren wir mitten in den Sonnengrüßen. Pattabhi Jois führte uns flott durch die Übungssequenz, wobei er jede einzelne Haltung ansagte und die Atemzüge zählte, die wir in der Übung bleiben sollten. Jeder war eifrig bemüht, seinen Anweisungen Folge zu leisten, und wir kamen sehr schnell ins Schwitzen. Zügig ging es durch die Standpositionen, weiter mit den Sitzpositionen, und schon bald befanden wir uns in der Abschluss-Sequenz. In der Entspannung fühlte ich mich wunderbar gelöst und zufrieden. Aufregung und Anspannung waren verschwunden.

Guruji scheute nicht vor kritischen Bemerkungen zurück, wenn die Muskeln einmal schlappmachten. Doch am Schluss hatte er eine Umarmung und ein Lächeln für jeden, der sich von ihm verabschiedete. Es ist wohl seine strenge, aber herzliche und humorvolle Art, die das Training mit ihm so einzigartig macht. Ich war von den fünf Tagen so begeistert, dass ich Guruji zum Abschied Blumen überreichte, in Indien eine durchaus übliche Geste dem Lehrer gegenüber.

Nun muss ich entscheiden: Warte ich auf die nächste »Guruji World Tour« oder fahre ich vielleicht doch direkt nach Mysore?

C. Keen

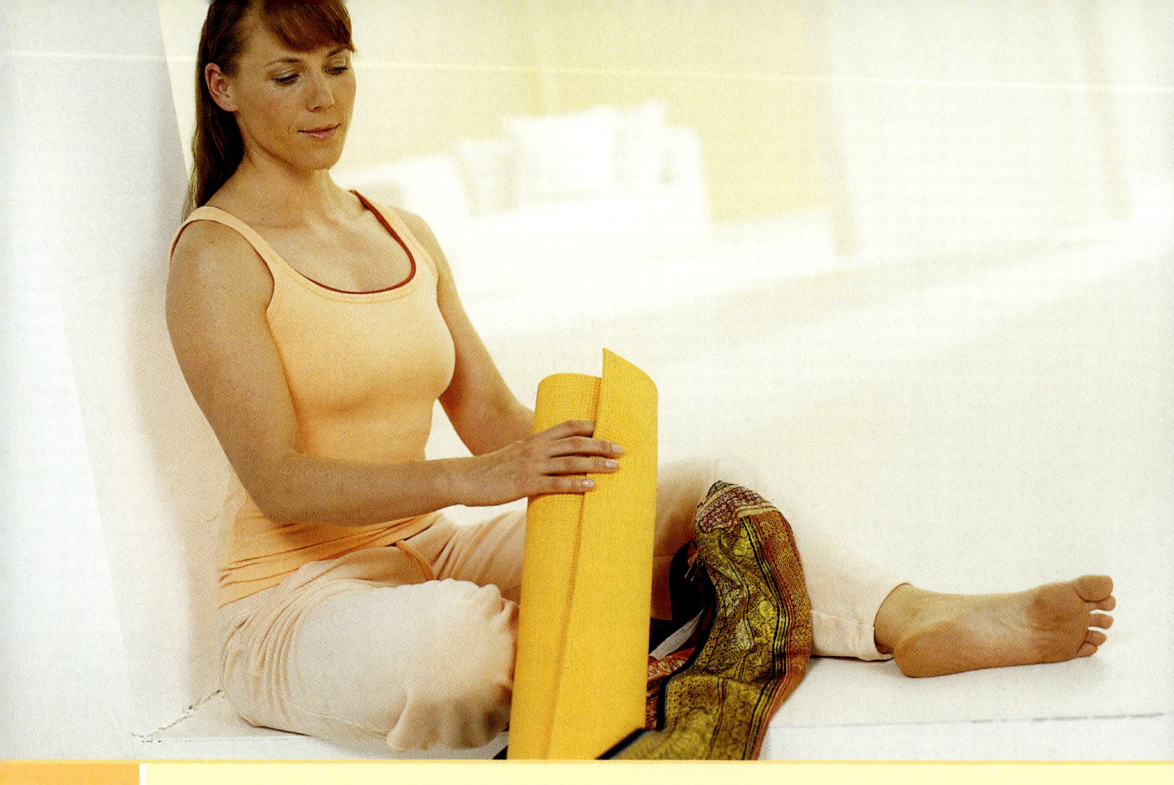

Bevor es losgeht ...

Ashtanga Yoga entfaltet seine umfangreiche Wirkung besonders dann, wenn Sie einige Aspekte der jahrtausendealten Yoga-Philosophie in die Körperübungen mit einbeziehen. Es geht dabei keineswegs um trockene Theorie, sondern um ganz konkrete und praktische Ratschläge und Strategien. Sie helfen Ihnen, Stolpersteine, die auf dem Weg der Umsetzung guter Vorsätze allzu oft lauern, beiseite zu schaffen.

Bei jedem Körpertraining kommt früher oder später Frust auf, da wir selten gleich das erreichen, was wir uns wünschen. Selbst wenn Sie viel geübt haben: Ihr Körper ist keine Maschine, die auf Knopfdruck maximale Leistung bringt! Was also tun, um sich nicht vorübergehend aus der Bahn werfen zu lassen oder dem Training gar für immer den Rücken zu kehren?

Schritt für Schritt zu den Übungen

Vor einigen tausend Jahren legten Gelehrte mehrere Reihen von Körperübungen fest und entwickelten verschiedene Serien des Ashtanga Yoga, die sich im Schwierigkeitsgrad steigern. Sie lernen den Anfang der ersten Serie kennen. Wie Sie bereits wissen, entsprechen die Übungen einer logischen Abfolge. Sobald Sie sich etwas länger mit einer Übungssequenz beschäftigt haben, wird Ihnen dieser Aufbau immer klarer und bewusster. Jede Haltung bereitet die nächste vor. Wenn Sie eine Übung nicht ausführen können, so trainieren Sie ganz bewusst die vorhergehenden Übungen immer wieder. Lassen Sie keine Haltung aus, weil Sie sie nicht beherrschen oder sie Ihnen vielleicht einfach nicht zusagt. Und umgekehrt: Auch wenn Sie eine Haltung besonders leicht meistern, nehmen Sie sie trotzdem bei jedem Training an der vorgesehenen Stelle ein, denn jede Haltung bietet besondere Vorteile. Gehen Sie den Weg der kleinen Schritte.

Planen Sie für Ihr erstes Training etwas mehr Zeit ein und folgen Sie dem im Praxisteil (ab Seite 37) vorgestellten Basisprogramm Übung für Übung in der angegebenen Reihenfolge: Ashtanga-Anfänger brauchen etwa 60 Minuten, da sie auch noch die Anleitungstexte genau lesen müssen. Yoga-Geübte benötigen rund 30 Minuten. Gehen Sie zunächst nicht so tief in die Position, wie Sie könnten, sondern nur so weit, wie Sie es als angenehm empfinden. Versuchen Sie, die Anweisungen möglichst genau umzusetzen, und beobachten Sie ebenso genau, wie Ihr Körper darauf reagiert. Halten Sie die einzelnen Positionen fünf, acht oder mehr Atemzüge lang. Sollte eine Haltung Sie zu sehr anstrengen, dann beenden Sie die Übung. Kommen Sie im Sitzen oder im Stehen zur Ruhe und lockern Sie eventuell verspannte Körperteile. Gehen Sie im Programm also nur so weit, wie Sie es ohne Überanstrengung schaffen. Beenden Sie das erste Training entweder mit der letzten Basisübung oder bei unangenehmer Anstrengung jederzeit vorher.

BEI SCHWIERIGKEITEN ZUM PROFI

Sollten Sie erhebliche Einschränkungen in Ihrer Bewegungsfähigkeit haben oder unter heftigen Rückenschmerzen leiden, dann üben Sie zunächst nur unter Anleitung eines qualifizierten Ashtanga-Yoga-Lehrers. Er kann das Programm auf Ihre Bedürfnisse abstimmen, was Ihnen auf dem Weg zur Gesundung hilft und Ihr Wohlbefinden fördert.

!

WICHTIG

Ergänzen Sie das Basisprogramm um das Aufbauprogramm erst, wenn Sie alle vorangehenden Übungen sicher ausführen können. Zwischen den Haltungen sind keine Pausen vorgesehen. Wenn Sie jedoch zu sehr außer Atem sind – das erkennen Sie beispielsweise daran, dass Sie durch den Mund atmen müssen – sollten Sie allerdings schon zur Ruhe kommen, bevor Sie die nächste Position angehen. Nach und nach steigern Sie Ihre Kondition so weit, dass Sie ohne Unterbrechungen trainieren können.

Was Sie vorher noch wissen sollten

Für einzelne Haltungen finden Sie im Praxisteil Alternativen beschrieben, mit denen Sie Asanas, die Ihnen nicht gelingen, vorübergehend ersetzen können. Das Training verliert dadurch nicht an Wirkung, sondern versetzt Ihren Körper in die Lage, sich kontinuierlich zu steigern. Nicht vergessen: Die Abfolge der Übungssequenzen müssen Sie jedoch dringend einhalten. Die Varianten sind so angelegt, dass sie die volle Haltung, Purvamasana genannt, auf effektive Weise vorbereiten und die dafür nötige Kraft und Dehnung aufbauen. So trainieren Sie Ihren gesamten Körper auf ideale Weise, nämlich sanft, aber wirkungsvoll, und nähern sich allmählich Ihrem gewünschten Trainingsziel. Haben Sie etwas Geduld mit sich und machen Sie den Weg zu Ihrem Ziel!

Topform und Tagesform

Wenn es einmal nicht so gut läuft, denken Sie daran: Vermeintliche Blockaden und Rückschritte sind meist nur kleinere Durststrecken vor dem nächsten Erfolg. Das Körpertraining sieht jeden Tag anders aus, und Sie sind nicht jeden Tag in der gleichen Form. Berücksichtigen Sie beim Training ihre aktuelle Tagesform: Fordern Sie nicht zu viel von sich, wenn Sie sich nicht topfit fühlen. Üben Sie trotzdem, doch mit Bedacht und vielleicht etwas weniger!

> Die Töne einer Klangschale wirken beruhigend auf den Geist.

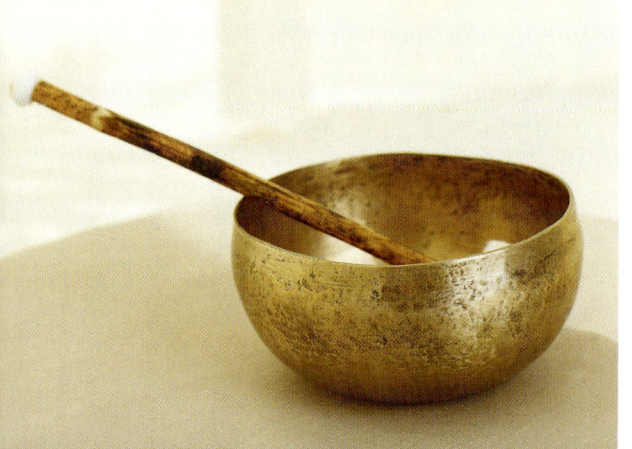

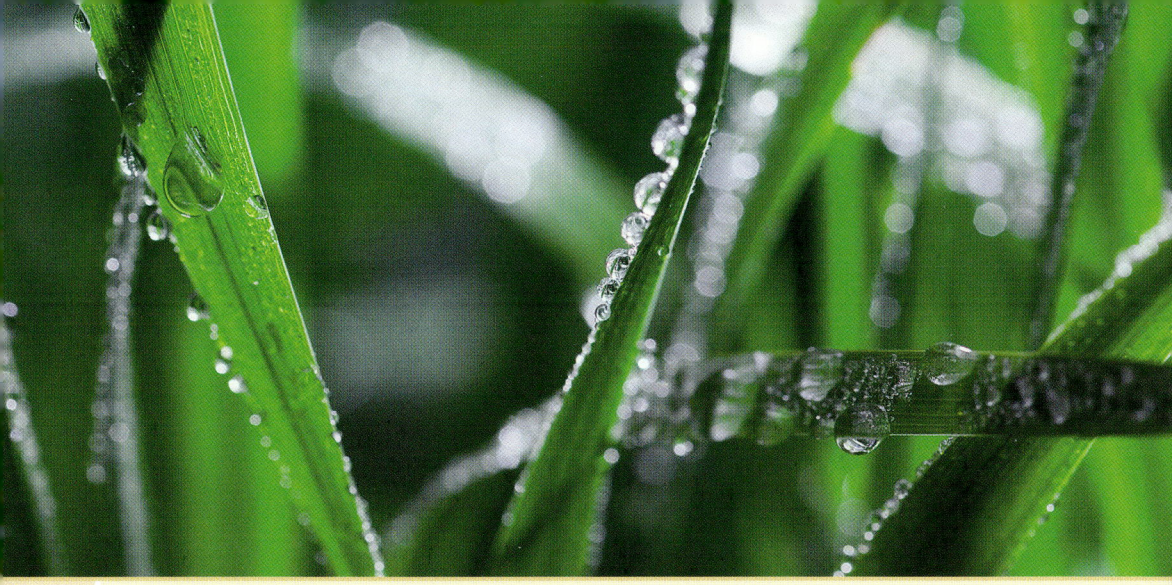

Der frühe Morgen ist der beste Zeitpunkt für ein Yoga-Training.
So gewinnen Sie Ruhe für Ihren Tag.

Üben: wann und wo und wie?

Traditionell beginnen Yogis ihr tägliches Ashtanga-Training vor Sonnenaufgang, also bevor die Hektik des Tages Ablenkungen mit sich bringt. Wenn Sie ein Morgenmensch sind, probieren Sie es aus! Ansonsten ist abends ein guter Zeitpunkt, den Kopf durch Yoga-Übungen leer zu bekommen. Wenn beides für Sie ungünstig ist, suchen Sie sich den für Sie geeigneten Zeitpunkt. Planen Sie das Training auf jeden Fall als festen Termin in Ihren Wochenplan ein. Idealerweise haben Sie mehrmals pro Woche Zeit und den nötigen Schwung, Ihre Yoga-Matte auszurollen. Doch auch einmal pro Woche gilt als regelmäßig, und vielleicht können Sie die Praxis nach und nach zu mehreren Trainingseinheiten pro Woche ausbauen. Das wird Ihnen umso leichter fallen, je eher Sie merken, wie gut Ihnen Ashtanga Yoga tut.

Der optimale Platz für Ihre Yoga-Übung ist ein heller, warmer Ort, der nicht zu viele Ablenkungen bietet. Je ruhiger die Atmosphäre, desto leichter können Sie Ihre Aufmerksamkeit auf die Körperhaltungen richten. Sorgen Sie dafür, dass Sie Ihr Training auf einer beidseitig rutschfesten Unterlage absolvieren, damit Sie barfuß einen festen Halt haben. Das ist besonders für die Standpositionen wichtig. Am besten eignet sich dazu eine Yoga-Matte. Für Ashtanga Yoga werden etwas dickere Matten angeboten, die allerdings auch teurer sind. Dafür haben sie eine längere Lebensdauer, denn die stabilere Oberfläche nutzt sich nicht so schnell ab. Achten Sie darauf, dass die Matte nach einem Öko-Tex-Standard hergestellt wurde, besonders wenn Sie Allergieprobleme haben. Wenn Sie beim Training sehr ins Schwitzen geraten, können Sie nach den Standpositionen zusätzlich ein etwas größeres Baumwollhandtuch auf der Matte ausbreiten. Es dient in erster Linie dazu, den Schweiß aufzusaugen und damit für weitere Rutschfestigkeit zu sorgen.

Falls Sie nach Shavasana, der abschließenden Entspannung in der Rückenlage (Seite 116), noch in Ruhe mit gekreuzten Beinen aufrecht sitzen möchten, den Lotussitz aber noch nicht beherrschen, können Sie dazu ein Meditationskissen verwenden. Setzen Sie sich lediglich mit der Kante des Pos auf den Rand des Kissens und richten Sie Ihre Wirbelsäule von unten gerade auf. Das Meditationskissen hat eher die Funktion eines Keils und unterstützt gleichzeitig die korrekte Haltung.

Wie bei anderen sportlichen Aktivitäten ist es ratsam, zwar mit leerem Magen, aber nicht hungrig zu starten. Das heißt, Ihre letzte Mahlzeit sollte je nach Menge und Zusammensetzung mindestens zwei Stunden zurückliegen. Eine Ausnahme bildet Obst, das den Magen nach rund einer halben Stunde verlässt

> Nur auf sicherem Boden stehend können Sie die Perspektive auf Ihr Umfeld ändern.

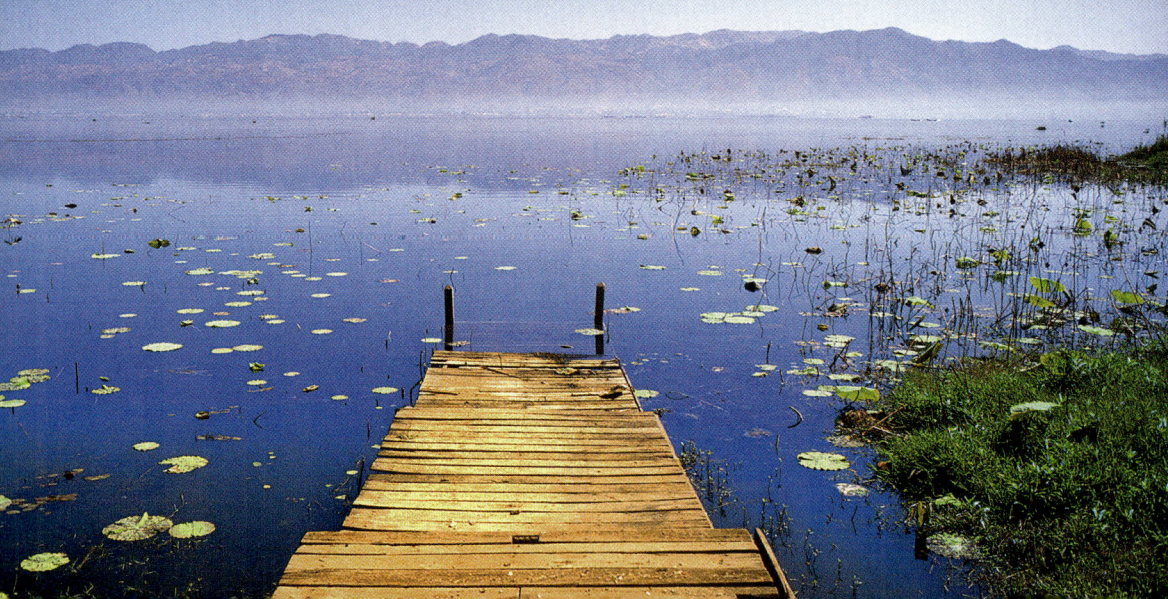

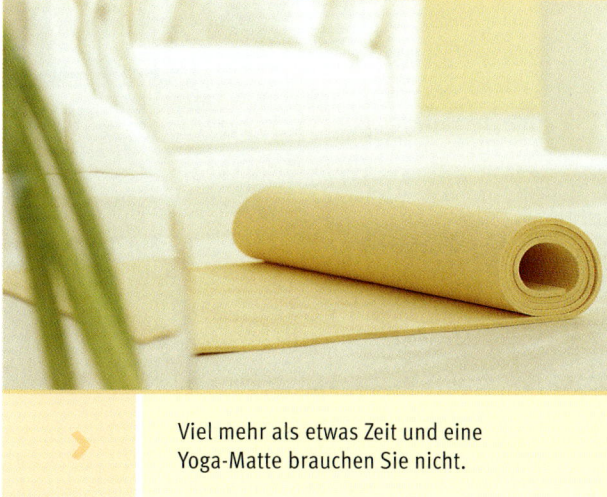

und den Organismus weniger belastet. Ganz allgemein: Eine leichte Ernährung mit viel frischem Obst und Gemüse unterstützt das Wohlbefinden in vielerlei Hinsicht. Während der Übungen brauchen Sie Ihrem Körper keine Flüssigkeit zuführen. Am besten warten Sie auch nach dem Trainingsende eine halbe bis eine Stunde, bevor Sie etwas essen oder trinken, um die positiven Effekte des Ashtanga auf den gesamten Organismus nicht zu stören.

> Viel mehr als etwas Zeit und eine Yoga-Matte brauchen Sie nicht.

So, eigentlich sind Sie nun für Ihr Training perfekt ausgerüstet. Jetzt geht es nur noch darum, dass Sie die richtige Einstellung dazu finden.

Harmonischer Start

Versuchen Sie, das Training gelassen anzugehen. Akzeptieren Sie den Moment so, wie er sich darstellt. Entwickeln Sie ganz bewusst eine positive Einstellung zu sich selbst, Ihrem Übungsstand und Ihren eigenen Grenzen, unabhängig von erfüllten oder unerfüllten Erwartungen. Nur so kann eine gewisse innere Ausgeglichenheit einkehren und sich die für Ihre Yoga-Praxis nötige volle Konzentration einstellen. Geben Sie sich dem Ashtanga Yoga vertrauensvoll und mit einer heiteren Einstellung hin. Denn hartes, verbissenes Training führt nur zu Verspannungen, zu flachem Atem und in der Folge zu Stress. Nehmen Sie auch die Mühen an, sie werden sich auszahlen.

Finden Sie sich frühzeitig damit ab, dass Sie für manche Dinge – wie etwa die Dehnung sehr verkürzter Muskelpartien – schon eine Weile brauchen, um ein gutes Ergebnis zu erzielen. Haben Sie Geduld mit Ihrem Körper! Vergessen Sie nicht, dass Ashtanga auf eine lange Perspektive hin angelegt ist, auch wenn Sie manche Erfolge schnell verbuchen können. Sie wollen Ihren Körper umstrukturieren und die Muskulatur an die ursprünglich dafür vorgesehene Stelle versetzen. Das dauert eben! Am natürlichsten beschleunigen Sie die ganzheitliche Wirkung von Ashtanga Yoga, wenn Sie mit sich zufrieden sind.

Mantra – ein Ritual zum Einstimmen

Weltweit singen alle Ashtanga Yogis traditionell vor ihren Übungen das Ashtanga-Yoga-Mantra (Seite 35) in der altindischen Sprache Sanskrit. Der monotone Klang wirkt meditativ und setzt Energie frei, mit deren Hilfe sie sich optimal auf die Asanapraxis konzentrieren können. Vielleicht gefällt Ihnen diese Tradition ja auch! Dann erleben Sie das Mantra als kleines Ritual vor dem Training, um bei sich selbst anzukommen. Denn so lassen Sie mit dem Mantra den Alltag hinter sich.

Stellen Sie sich dazu vorn auf Ihre Matte und legen Sie die Handflächen in Höhe des Brustkorbs (ähnlich der bekannten Gebetsgeste) locker aneinander. Es entsteht ein kleiner Hohlraum in den Handflächen. Die Fingerspitzen zeigen nach oben. Spreizen Sie nun Ihre Finger etwas, sodass die Daumen das Brustbein berühren und Sie die Schwingung spüren, die beim Singen ausgelöst wird. Diese Handhaltung heißt in Sanskrit Anjali Mudra.

Mit dem Mantra stimmen Sie sich nicht nur auf Ihre Übungen ein, das Mantra bewirkt noch etwas ganz anderes: Erstaunlicherweise tun Sie damit Ihren Nebenhöhlen etwas Gutes. Die Klanglaute erzeugen im Körper eine Vibration, die einen anregenden, gesundheitsfördernden Effekt auf diese Hohlräume ausübt. Die von der Nasenhöhle ausgehenden luftgefüllten Kammern (hinter dem Jochbein, um die Augen und um die Ohren) filtern die Atemluft und verhindern damit, dass Keime in die Lunge gelangen. Auf lange Sicht wird die Gefahr von Nebenhöhlenentzündungen deutlich gemindert. Und noch etwas: Forschungen haben ergeben, dass Singen die rechte und linke Gehirnhälfte besser miteinander verbindet – und es macht einfach Spaß!

Der wichtigste Klanglaut, der jeweils vor und nach dem Ashtanga-Yoga-Mantra gesungen wird, heißt Om. Om wird korrekt mit einem geschlossenen langen »o« – wie etwa in Ofen – begonnen und endet in einem Summton mit einem lang gezogenen »m«. Dabei vibrieren die Lippen ein bisschen.

Schwierig, sich das vorzustellen? Zum Glück können wir uns das von Pattabhi Jois selbst gesungene Mantra im Internet anhören (Adresse im Anhang).

ZUR EINSTIMMUNG

Om
vande gurunam charanaravinde
sandarshita svatma sukhava bodhe
nih shreyase jangalikayamane
samsara halahala mohashantyai

abahu purushakaram
shankachakrasi dharinam
sahasra shirasam shvetam
pranamami Patanjalim
Om

Der Text lässt sich sinngemäß etwa so übersetzen:

Ich erweise den Lotusfüßen meines höchsten Lehrers Respekt,
der das richtige Wissen lehrt und die Freude der Selbsterkenntnis aufzeigt.
Er ist der Arzt im Dschungel, der fähig ist,
das Gift der Unwissenheit über unser wahres Selbst zu entfernen.
Patanjali grüßen wir durch unsere Verneigung,
denn er ist die Inkarnation von Adishesa, von weißer Farbe
mit tausend strahlenden Häuptern (in seiner Form als Schlange Ananta).
Unter der Schulter hält er in menschlicher Form ein Schwert
(zur Unterscheidung zwischen Realität und Illusion),
ein Feuerrad (das die unendliche Zeit repräsentiert)
und ein Muschelhorn (mit göttlichem Klang).

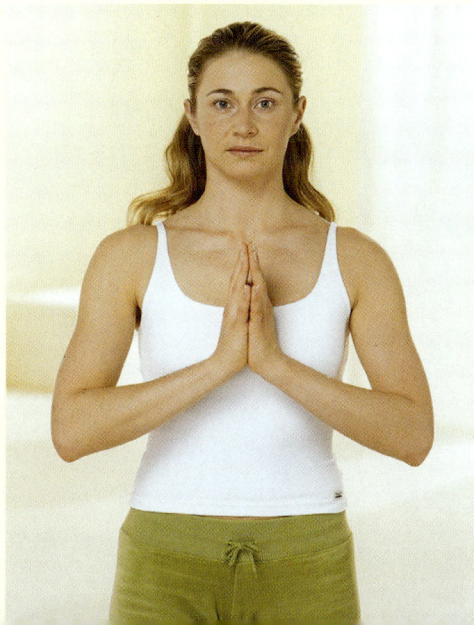

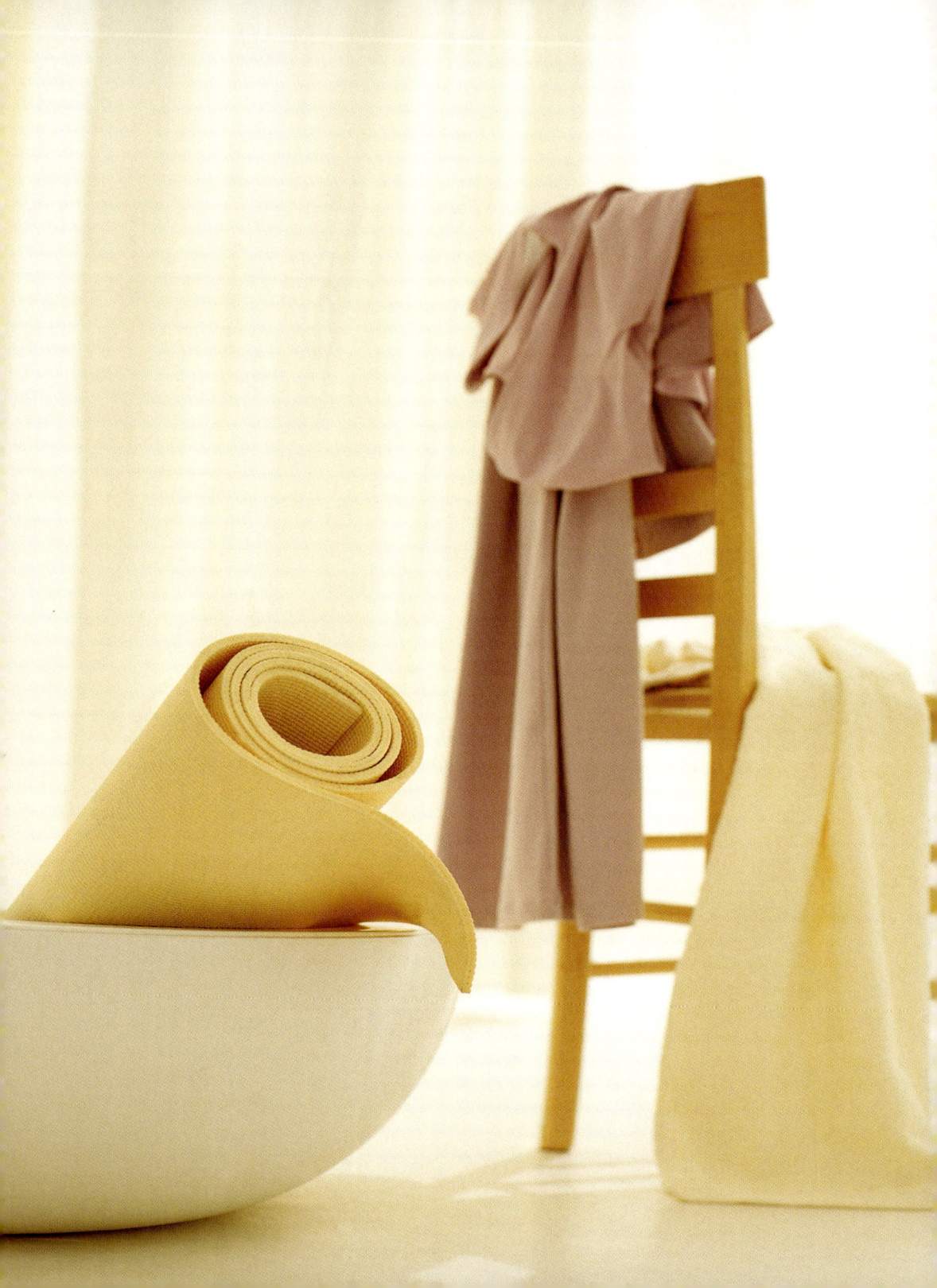

Basisprogramm

Sind Sie bereit? Dann kann es losgehen!
Mit den Übungen des Basisprogramms erhalten Sie ein optimales Training für den ganzen Körper. Nehmen Sie sich in jeder Position ausreichend Zeit, damit Sie ein Gespür für die Ausführung entwickeln. Sie werden schon bald Fortschritte feststellen und mehr Kraft, Beweglichkeit und Ausdauer erlangen. Ganz nebenbei bekommen Sie Ihren Kopf frei und werden fit für den Alltag.

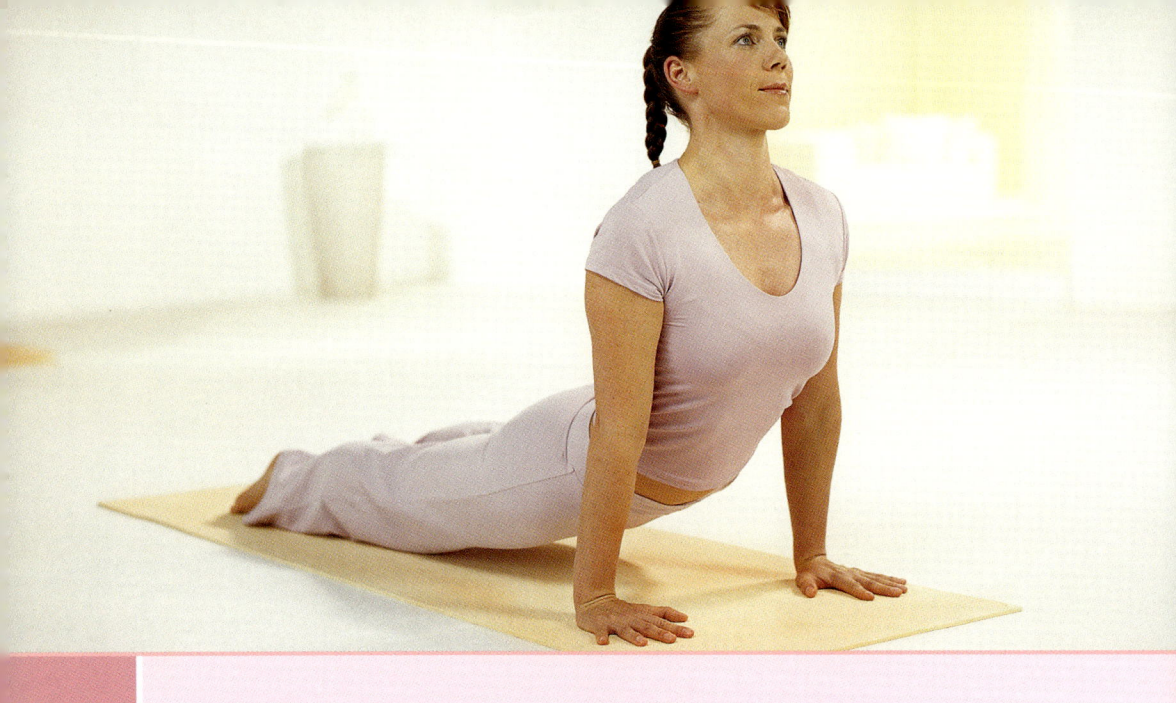

Sonnengruß A
(Surya Namaskar A)

Starten Sie Ihr Yoga-Programm nach dem Mantra von Seite 35 mit dem Sonnengruß A. Diese dynamische Übung ist ein ideales Warm-up und kräftigt und dehnt zudem die wichtigsten Muskelgruppen. Wiederholen Sie die Übung mehrfach, idealerweise fünfmal. Der vielseitige Sonnengruß eignet sich auch als Minimalprogramm, falls die Zeit einmal sehr knapp sein sollte.

Der Sonnengruß besteht aus mehreren Bewegungselementen und einer länger gehaltenen Position. Nach kurzer Zeit werden Sie ihn auch ohne Blick ins Buch ausführen können. Nehmen Sie sich aber am Anfang ausreichend Zeit, um sich mit den einzelnen Haltungen in Ruhe vertraut zu machen.

Beim Ashtanga Yoga werden alle Bewegungen mit einer Ein- oder Ausatmung verbunden. Wenn Sie das Atemmuster anfangs nicht einhalten können, macht das nichts. Nach und nach werden Sie die Bewegungen immer besser auf den Atem abstimmen können. Vermeiden Sie aber jede verkrampfte, hastige oder flache Atmung und konzentrieren Sie sich auf tiefe, langsame Atemzüge in den Brustkorb.

Vergessen Sie die Bandhas nicht

Der Beckenboden besteht aus drei Schichten von Muskeln, die zum Teil direkt um den Afterschließmuskel liegen und dort eine wesentliche Haltefunktion für die Bauchorgane ausüben. Unterstützen Sie diesen Halt, indem Sie die Unterbauchmuskulatur und den Afterschließmuskel bei jeder Übung leicht anziehen, also die beiden Bandhas aktivieren (ab Seite 13). Ziehen Sie dafür die unterhalb des Nabels gelegene Bauchmuskulatur (Uddiyana Bandha) vom Schambein aus nach innen sowie leicht nach oben. Genauso wird der Afterschließmuskel (Mula Bandha) nach innen und ebenfalls etwas nach oben gezogen. Nach und nach können Sie die Bandhas unabhängig von anderen Muskeln immer länger halten. Damit lässt sich ein Beckenbodentraining ersetzen, weil durch die Bandhas der Beckenboden leicht mitaktiviert wird. So entsteht nach einer Weile eine stabile Haltemuskulatur, die besonders für Frauen wichtig ist.

Aufrechter Stand (Samasthiti)

> Stellen Sie sich mit geschlossenen Füßen vorn auf die Matte. Bringen Sie Ihr Becken in die aufrechte Haltung und heben Sie Ihr Brustbein. Um diese Haltung zu stabilisieren, aktivieren Sie zusätzlich die Bandhas. **1**

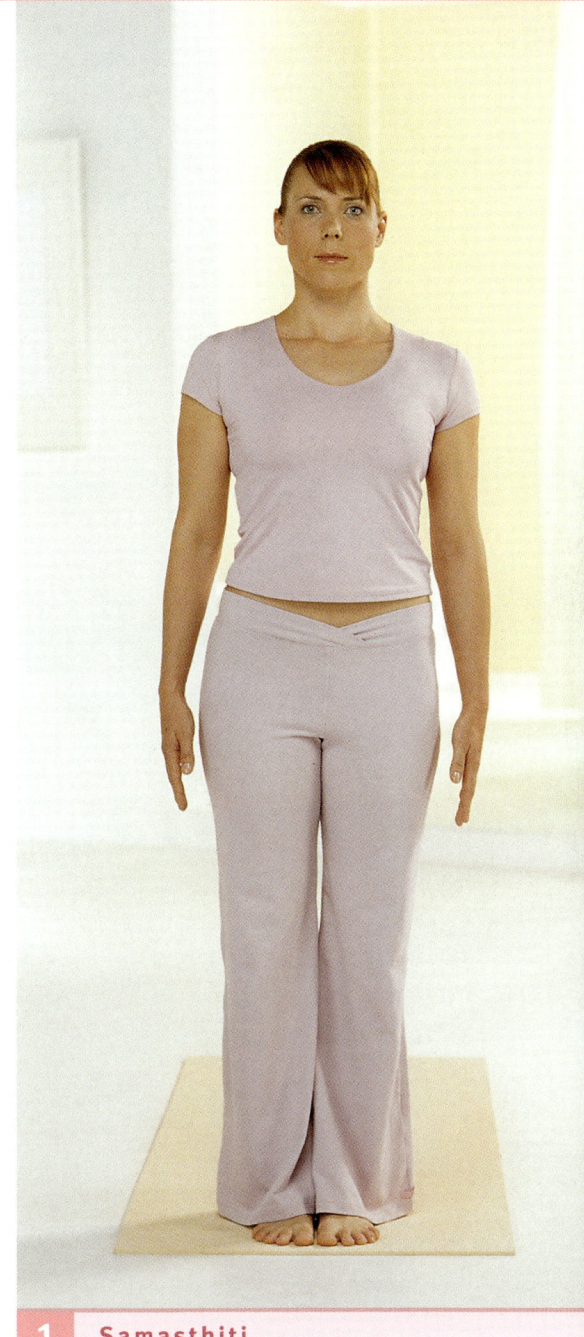

1 **Samasthiti**

39

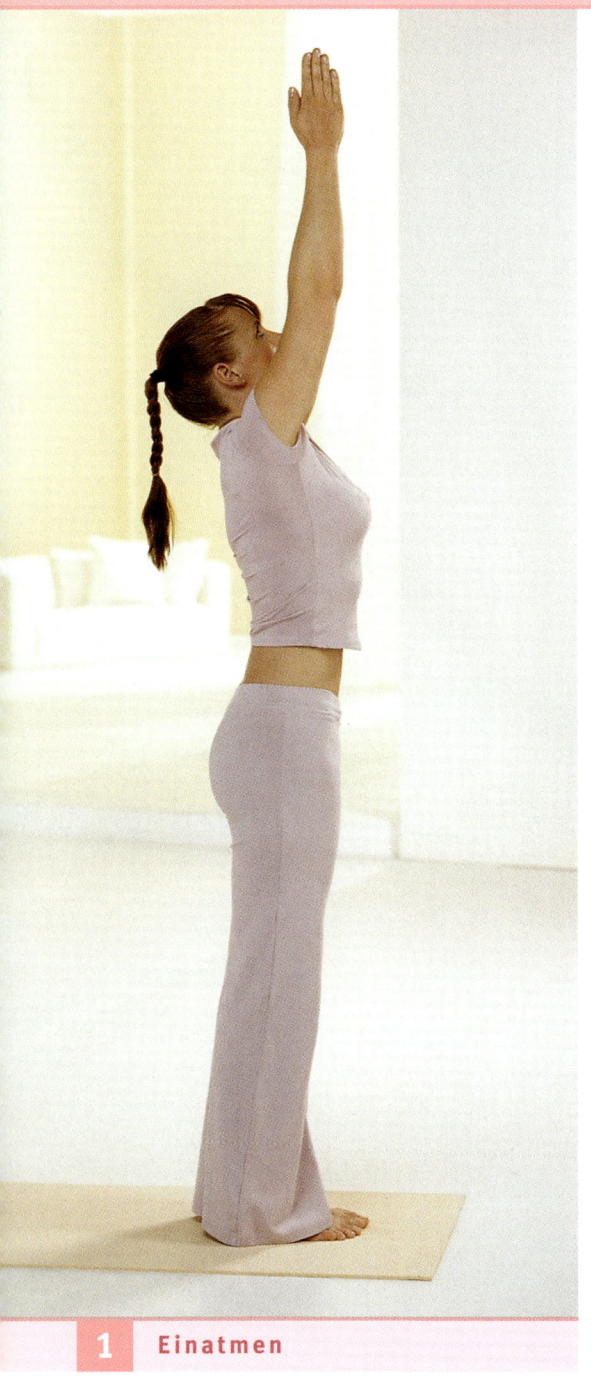

Arme heben

> **Einatmen:** Heben Sie die gestreckten Arme weit über die Seite nach oben, bis die Handflächen sich berühren, und blicken Sie zu den Daumen.

> Legen Sie den Kopf leicht in den Nacken. Schieben Sie dabei die unteren Rippen nicht nach vorn, sondern halten Sie den Brustkorb gerade und aufrecht. Ziehen Sie die Bauchdecke lang. Mit den Bandhas stabilisieren Sie zusätzlich den unteren Rücken. **1**

Vorbeuge im Stehen (Uttanasana)

> **Ausatmen:** Beugen Sie sich mit gestreckten und leicht geöffneten Armen aus dem Hüftgelenk nach vorn, bis die Handflächen in Schulterbreite den Boden vollständig berühren.

> Schieben Sie bereits zu Beginn der Bewegung die Sitzhöcker nach hinten und dann nach oben. Legen Sie die Handflächen möglichst ganz auf den Boden. Im Idealfall sind die Beine und der Rücken gestreckt, Ihre Fingerspitzen und Zehen sind in einer Linie.

> Blicken Sie auf Ihre Nase. **2**

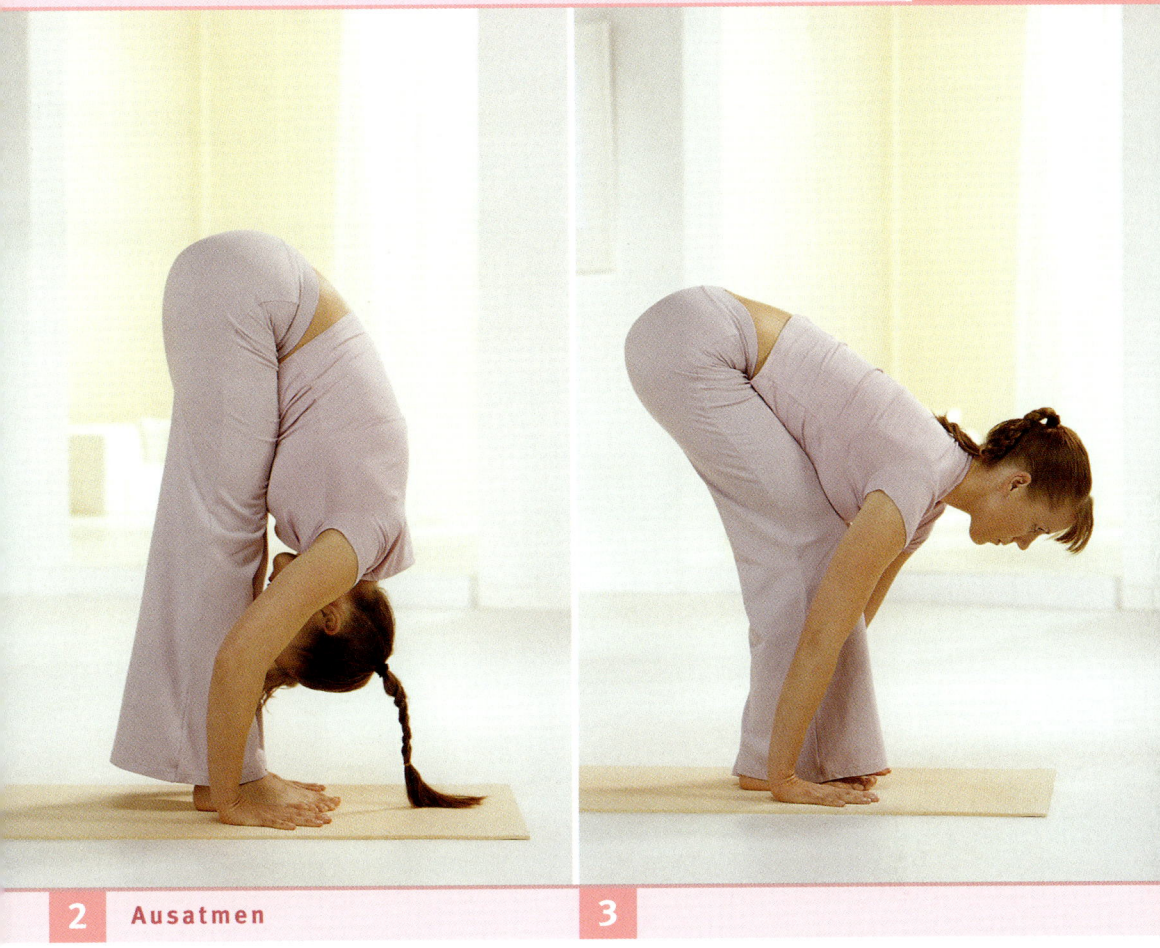

2 Ausatmen   **3**

Variante mit gebeugten Beinen

Gelingt Ihnen das Vorbeugen im Stehen nicht mit gestreckten Beinen, dann üben Sie zunächst diese Variante:

> **Ausatmen:** Beugen Sie die Beine bereits beim Herunterkommen so weit, dass Sie das Becken nach vorn kippen und die Sitzhöcker nach oben schieben können. In dieser Haltung dehnt sich die hintere Beinmuskulatur, die durch häufiges Sitzen auf Stühlen verkürzt ist. Dazu ist es nötig, dass Sie den Ursprung dieser Muskeln an den Sitzhöckern nach oben ziehen. **3**

Nach einigem Training können Sie die Beine dann strecken, der Rücken soll dabei immer gerade und gestreckt bleiben.

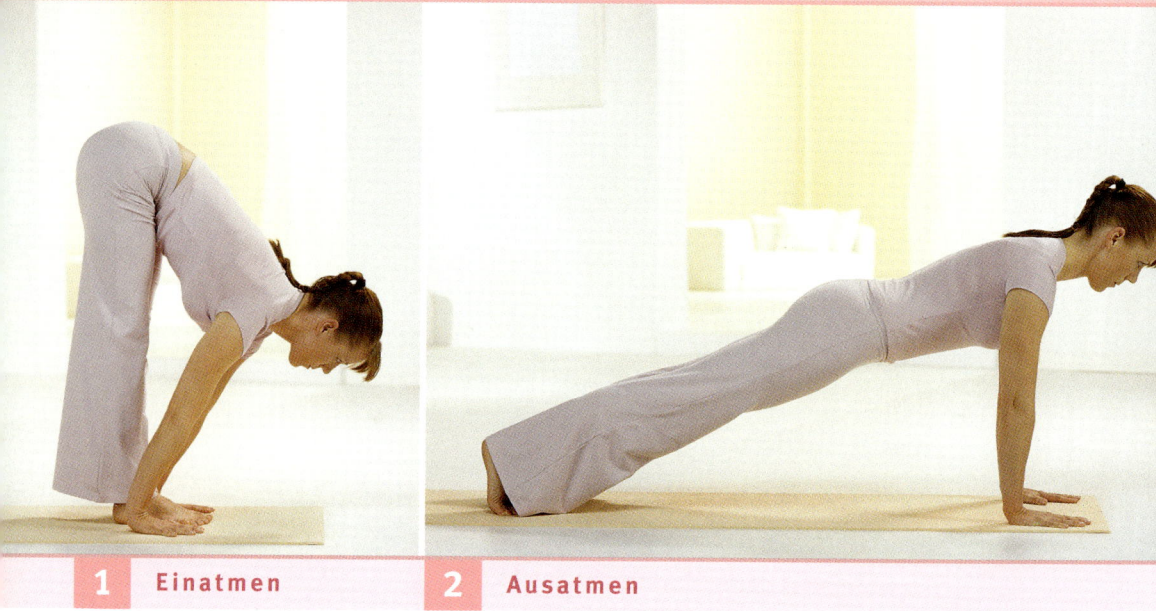

1 Einatmen   **2** Ausatmen

Kopf heben

> **Einatmen:** Heben Sie Ihren Kopf und das Brustbein an und verlagern Sie das Gewicht auf die Hände. Die Mittelfinger bilden eine gerade Linie nach vorn, und die Handflächen drücken sich gleichmäßig in den Boden.

> Beugen Sie eventuell die Beine, um den Rücken zu strecken. Blicken Sie zur Stirn. **1** Wenn Ihnen das unangenehm ist, schauen Sie nach vorn.

Übergangshaltung (Brett)

> **Ausatmen:** Machen Sie zwei große Schritte zurück und setzen Sie die (zum Spann herangezogenen) Zehen in Hüftbreite auf. Aktivieren Sie die Muskulatur des gesamten Körpers, vor allem von Rücken, Bauch, Po und Beinen. Werden Sie stabil wie ein Brett. Halten Sie die Schultern senkrecht über den Handgelenken. Richten Sie die Ellbogen nach hinten. **2**

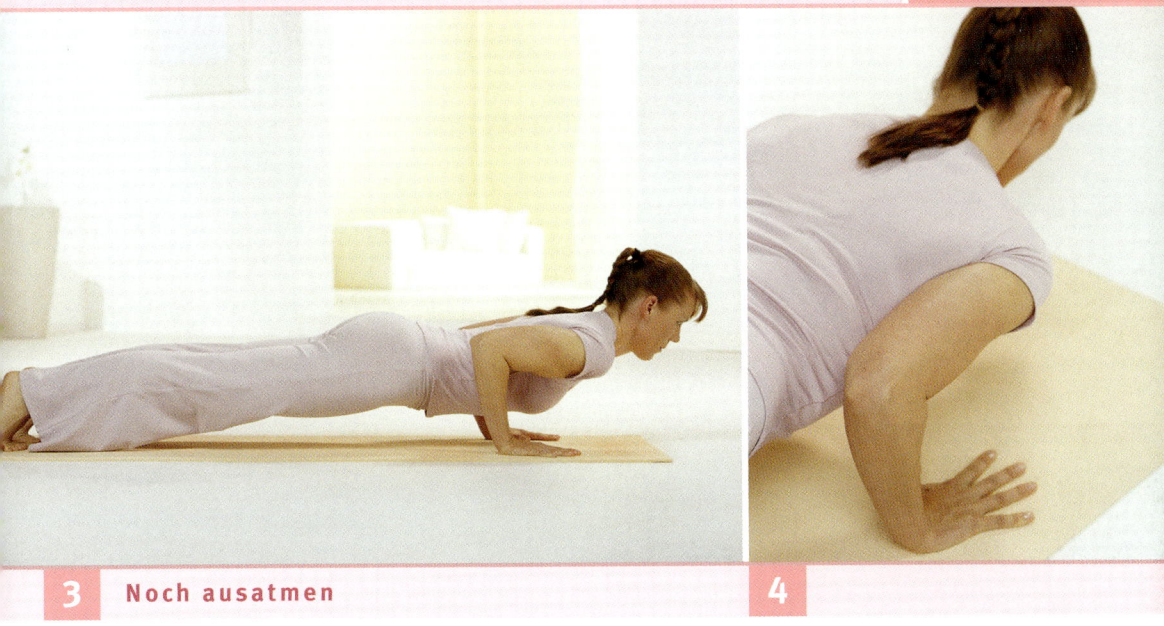

3 Noch ausatmen

4

Stock (Chaturanga Dandasana)

> **Immer noch ausatmen:** Kommen Sie mit einer Liegestützbewegung gerade wie ein Stock – mit Brustbein und Hüfte gleichzeitig – nach unten. Die Ellbogen bewegen sich dabei nicht nach außen, sondern streichen seitlich am Oberkörper entlang, während Sie die Arme beugen. **3** Vertrauen Sie Ihrer Armkraft, nutzen Sie aber zusätzlich den gesamten Muskeltonus von Rumpf, Armen und Beinen. Der Nacken bildet die Verlängerung der Wirbelsäule.

> Schieben Sie das Kinn leicht nach vorn. Blicken Sie auf Ihre Nase.

> Beinahe alle Muskeln des Körpers sind bei der Stabilisierung dieser Haltung beteiligt. Ganz besonders jedoch trainieren Sie damit den Trizeps, den häufig etwas vernachlässigten Gegenspieler des Bizeps.

> Die Oberarme sollten möglichst parallel zum Boden sein. **4**

> Als Krafttraining können Sie den Stock einige Atemzüge halten.

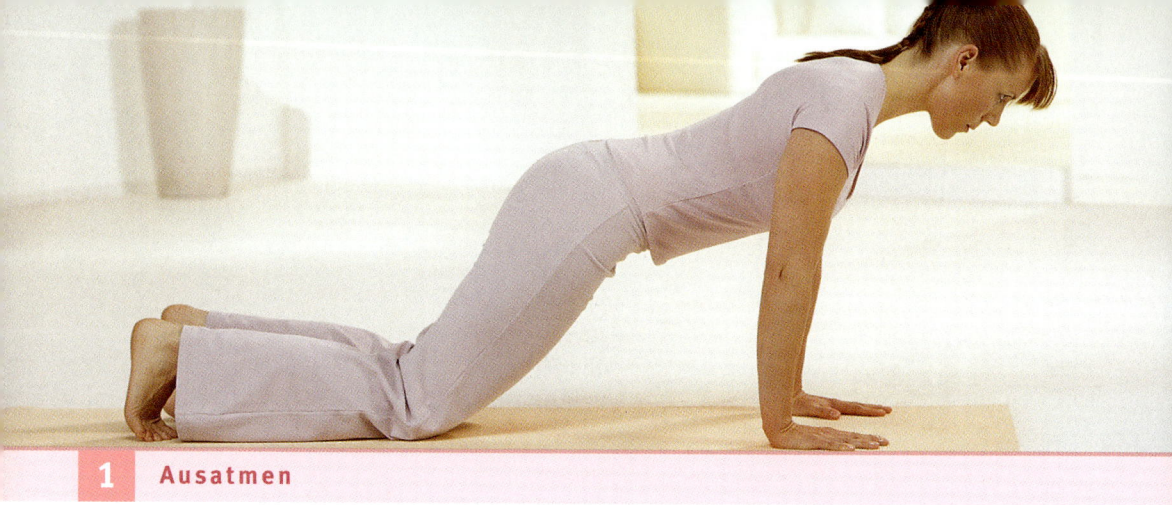

Keine Bange vorm Liegestütz

Variante für den Stock

> **Ausatmen:** Legen Sie aus der Übergangshaltung (Brett) die Knie auf dem Boden ab, aber nicht senkrecht unter der Hüfte, sondern etwas dahinter.

> Aktivieren Sie die Muskulatur von Bauch, Rücken und Po und bleiben Sie mit den Schultern über den Händen. **1**

> **Immer noch ausatmen:** Senken Sie den Oberkörper ein wenig in den Liegestütz ab, die Ellbogen bleiben dabei am Körper. Gehen Sie nur so weit nach

unten, wie Sie den Rücken gerade halten können, und drücken Sie sich mit dem Einatmen wieder nach oben. **2**

> Mit dem Ausatmen schieben Sie den Po nach hinten Richtung Fersen und dann nach oben direkt in den *Hund mit Kopf nach unten* (Seite 47). Fahren Sie von dort wie beschrieben mit dem Sonnengruß A fort.

> Den *Hund mit Kopf nach oben* (Seite 46) können Sie zunächst einfach weglassen und erst später dazunehmen.

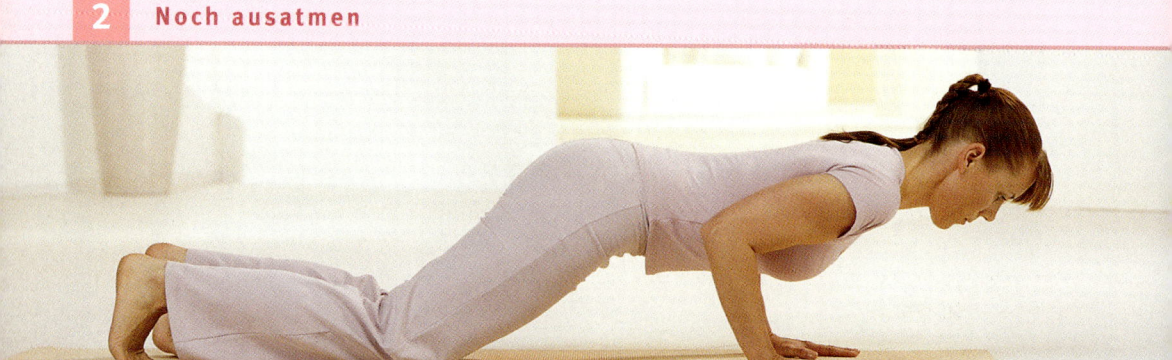

STEHEN SIE RICHTIG?

Oft wissen wir gar nicht, wie wir am besten stehen sollen, welche Körperhaltung die beste für uns ist. Bauen Sie Ihren optimalen Stand anhand der folgenden Checkliste wie die Architektur eines Gebäudes von unten nach oben auf:

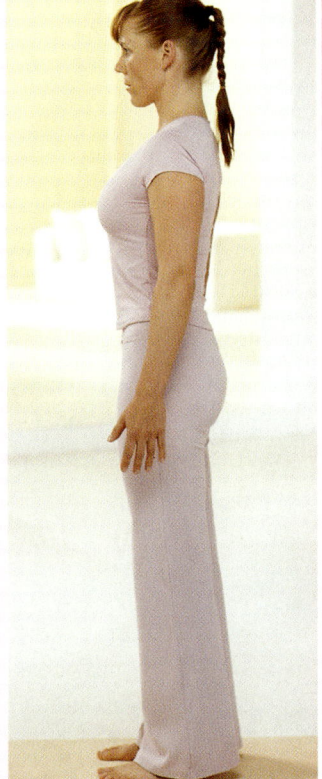

> Stellen Sie die Füße mit den Innenkanten leicht geöffnet und spreizen Sie Ihre Zehen. Die Innenkanten stehen parallel zueinander.

> Belasten Sie die Füße gleichmäßig auf drei Punkten: in der Mitte der Ferse und auf dem Fußballen zwischen dem ersten und zweiten und zwischen dem vierten und fünften Zeh. Die Kniegelenke sind senkrecht über den Sprunggelenken, die Kniescheiben weisen nach vorn zwischen den ersten und zweiten Zeh.

> Aktivieren Sie Ihre Bein- und Pomuskulatur etwas, vor allem am unteren Po, um ein Hohlkreuz zu vermeiden. Das Becken soll senkrecht über den Knien in einer aufrechten Position sein. Wenn Sie zu einem Hohlkreuz neigen, ziehen Sie Ihr Schambein Richtung Nabel, denn das unterstützt die richtige Beckenhaltung.

> Aktivieren Sie die Bandhas und stellen Sie eine lange, flache Bauchdecke her. Dadurch hebt sich das Brustbein an, ohne dass sich die unteren Rippenbögen zu sehr öffnen. (Bei der Einatmung bewegen sich diese allerdings schon etwas voneinander weg.)

> Aktivieren Sie die Rückenmuskulatur entlang der Brustwirbelsäule, sodass sich diese weiter aufrichtet. Die Schultern befinden sich in einer senkrechten Linie über den Hüft-, Knie- und Fußgelenken und sitzen durch die aktive Bauchmuskulatur an der richtigen Stelle: in der Breite außen, hinten und unten. Wenn Ihre Schultern eher nach vorn neigen (»hängen«), dann ziehen Sie die Schulterblätter hinten etwas zusammen.

> Lassen Sie ihren Hals aus dem Schultergürtel nach oben wachsen.

> Strecken Sie Ihre Arme und Hände locker entlang der Körperseiten aus, die Ellbogen zeigen nach seitlich-hinten, die Handflächen nach innen.

Sie können diesen Stand ganz nebenbei im Alltag üben, wenn er Ihnen schwer fällt. Durch das Ashtanga-Training werden Sie im Laufe der Zeit die beschriebene Haltung, die für die menschliche Anatomie natürlich ist, immer entspannter einnehmen können.

Hund mit Kopf nach oben (Urdhva Mukha Shvanasana)

> **Einatmen:** Bewegen Sie den ganzen Körper nach vorn, indem Sie über die großen Zehen auf den Spann rollen. Die Beine bleiben gestreckt, die Knie heben vom Boden ab.

> Schieben Sie Ihr Brustbein nach vorn und legen Sie den Kopf leicht in den Nacken. Strecken Sie dabei Ihre Arme und aktivieren Sie die Po- und Oberschenkelmuskulatur, ohne diese zu fest anzuspannen.

> Blicken Sie zur Stirn. **1**

> Haben Sie Nackenprobleme, lassen Sie den Kopf in Verlängerung der Wirbelsäule und blicken Sie geradeaus.

> Genau genommen werden die Knie im Sonnengruß nie auf dem Boden abgelegt. Am Anfang dürfen Sie dies aber beim Übergang vom *Stock* zum *Hund mit Kopf nach oben* und auch beim Übergang zum *Hund mit Kopf nach unten* (Seite 47) tun.

1   **Einatmen**

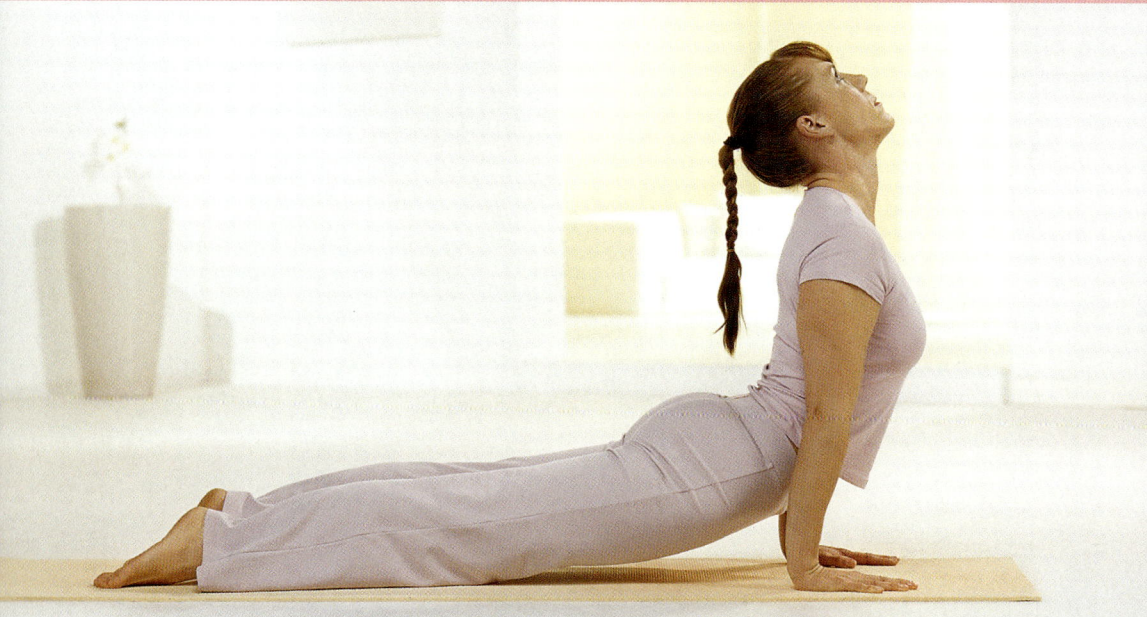

46

Hund mit Kopf nach unten (Adho Mukha Shvanasana)

> **Ausatmen:** Schwingen Sie Ihre Hüfte sanft nach oben und rollen Sie vom Spann zurück auf die Zehen. Verlagern Sie dabei Ihr Gewicht von den Händen auf die Füße.

> Beugen Sie die Beine zunächst etwas und schieben Sie die Sitzhöcker in Verlängerung Ihres Rückens nach hinten und oben.

> Heben Sie die Rippenbögen deutlich an und ziehen Sie die Bauchdecke lang. Ihr Rücken bildet eine gerade Linie mit den ausgestreckten Armen. **2** **Wichtig:** Der Rücken darf nicht rund werden! **4**

> Ziehen Sie die Schultern weg von den Ohren in die Breite. Belasten Sie Ihre Handflächen gleichmäßig und drücken Sie das Gewicht von dort aus nach hinten. Bleibt Ihre Rückenlinie dabei gerade, können Sie Ihre Beine strecken. **3**

> Verharren Sie in dieser Position mindestens fünf Atemzüge lang. Richten Sie Ihren Blick zunächst zur Nase, bei fortgeschrittener Haltung geht der Blick dann zum Nabel.

> Senken Sie nach und nach die Fersen auf den Boden.

> Mit dieser Haltung stärken Sie Ihre Rückenmuskulatur.

> Außerdem dehnen Sie die Rückseite Ihrer Beine.

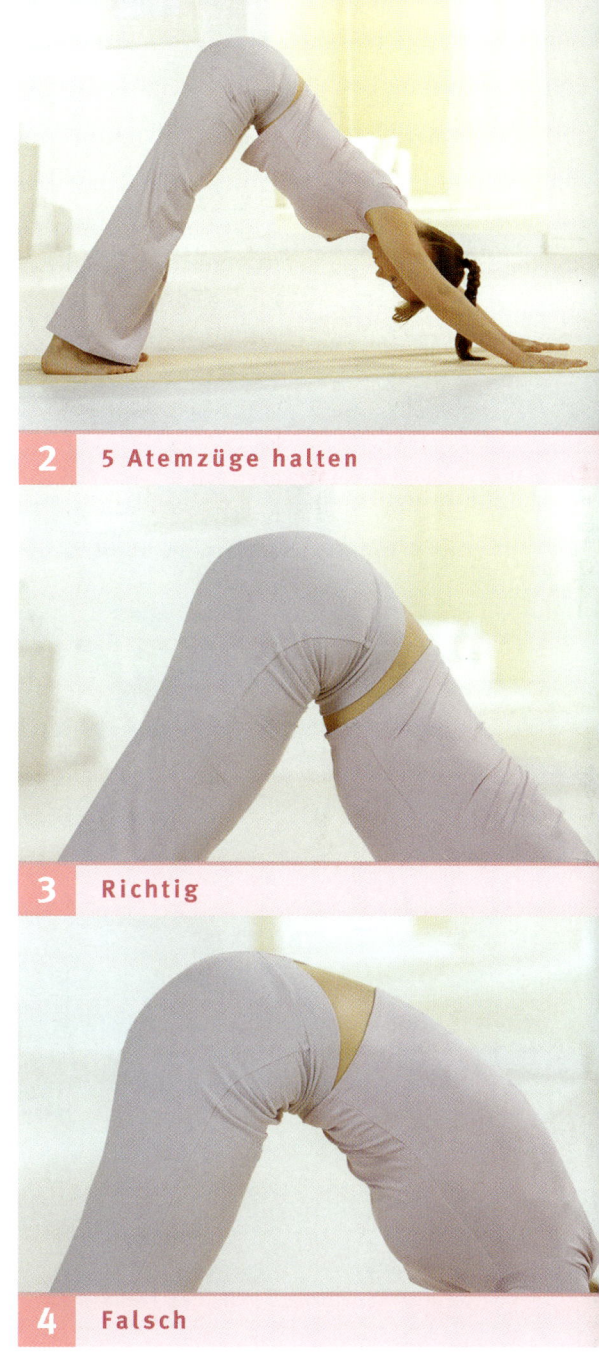

2 5 Atemzüge halten

3 Richtig

4 Falsch

47

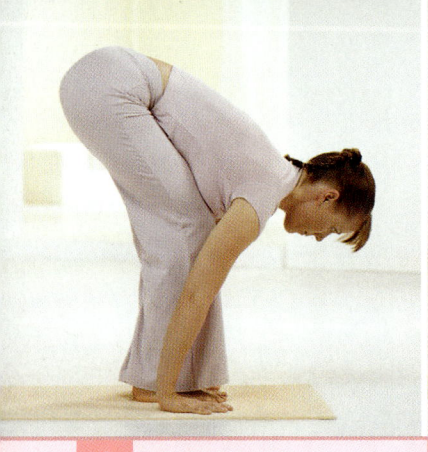

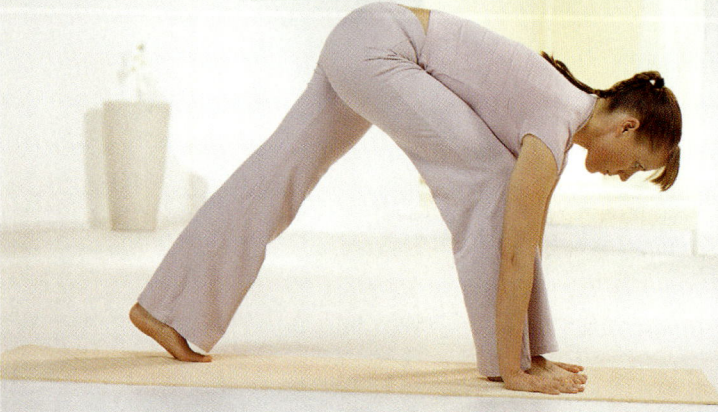

1 Einatmen   **2**

Nach vorn springen

> **Einatmen:** Beugen Sie die Beine, springen Sie nach vorn zwischen Ihre Hände und bringen Sie dabei Knie und Füße zueinander.
> Strecken Sie Ihren Rücken lang und blicken Sie zur Stirn (oder einfach nur nach vorn). **1** Alternativ dazu können Sie auch zwei große Schritte nach vorn machen. **2**

Vorbeuge im Stehen (Uttanasana)

> **Ausatmen:** Senken Sie Ihren Kopf und lassen Sie ihn locker hängen. Beugen Sie dabei ruhig die Knie.
> Schieben Sie Ihre Sitzhöcker wieder nach oben. Handteller und Finger liegen flach und in Schulterbreite auf dem Boden neben den Füßen oder etwas davor. Im Idealfall sind Finger- und Zehenspitzen in einer Linie.
> Blicken Sie zur Nase. **3**

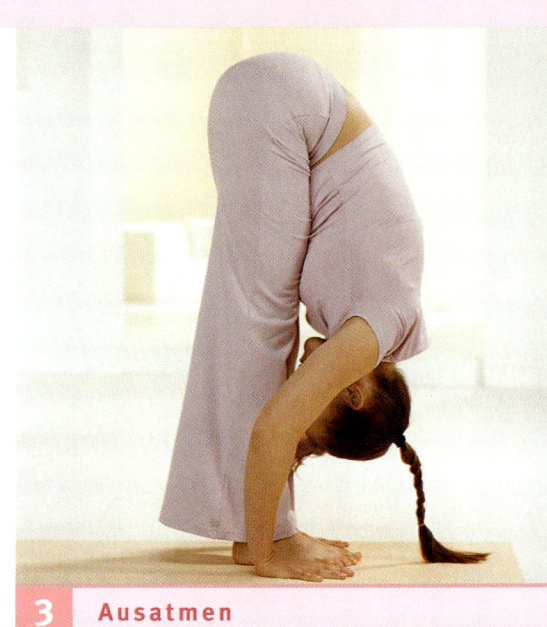

3 Ausatmen

Hochkommen und Arme heben

> **Einatmen:** Schieben Sie Ihr Brustbein nach vorn und bringen Sie Ihren Rücken parallel zum Boden.
> Heben Sie die Hände vom Boden ab, während Sie das Brustbein nach oben führen. Es ist wichtig, den Oberkörper

aus dem Hüftgelenk herauszuheben.
Dabei bringen Sie die Arme über die
Seite gestreckt nach oben.

> Blicken Sie zu den Daumen. **4**

Aufrechter Stand (Samasthiti)

> Kommen Sie danach zurück in den
  aufrechten Stand, indem Sie die Arme
  über die Seite absenken. **5**

Wiederholen Sie Sonnengruß A viermal
und fahren Sie dann mit Sonnengruß B
(ab Seite 50) fort. Zu Beginn können Sie
auch Sonnengruß A sechs- bis siebenmal

HABEN SIE RÜCKEN-PROBLEME?

Die Ursache für Rückenschmerzen
jeglicher Art klären Sie mit einem
Arzt ab. Wenn er Ihnen zu körper-
licher Betätigung oder Yoga rät,
sollten Sie vor allem auf Ihre Haltung achten und Ihren Körper genau
beobachten. Haben Sie während
des Trainings oder danach Rückenschmerzen, sollten Sie nur unter
Anleitung eines qualifizierten
Lehrers praktizieren.

WICHTIG !

üben und anschließend zu den Standpositionen (ab Seite 62) übergehen.

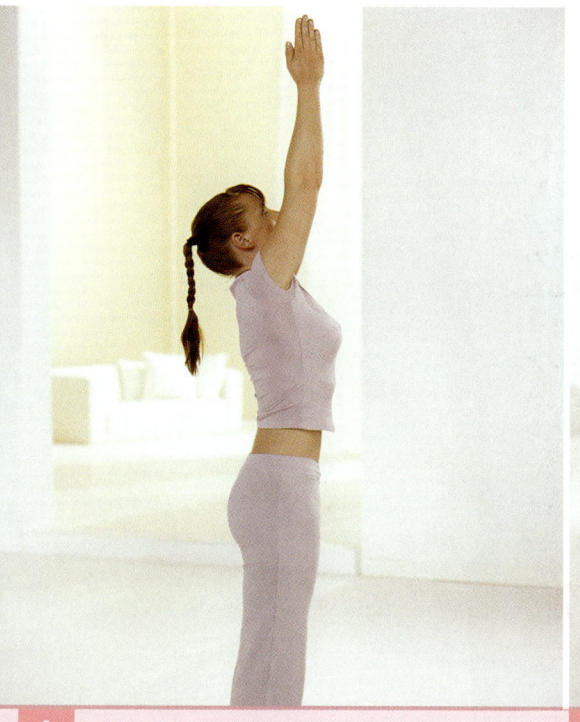

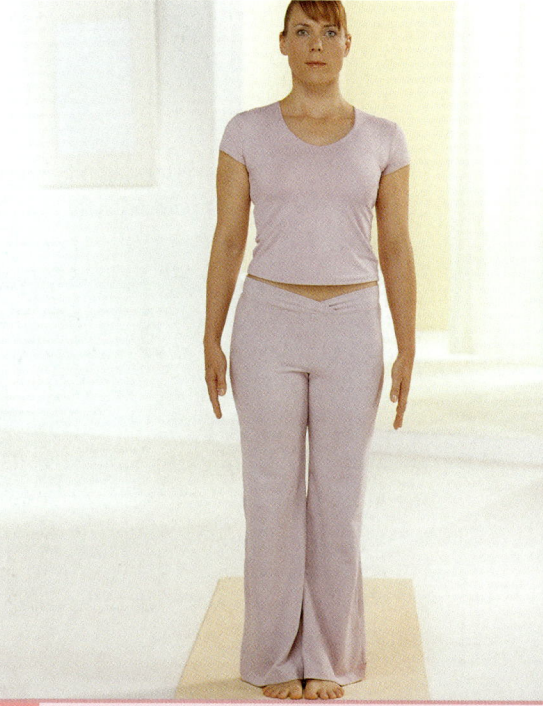

4 Einatmen

5 Ausatmen

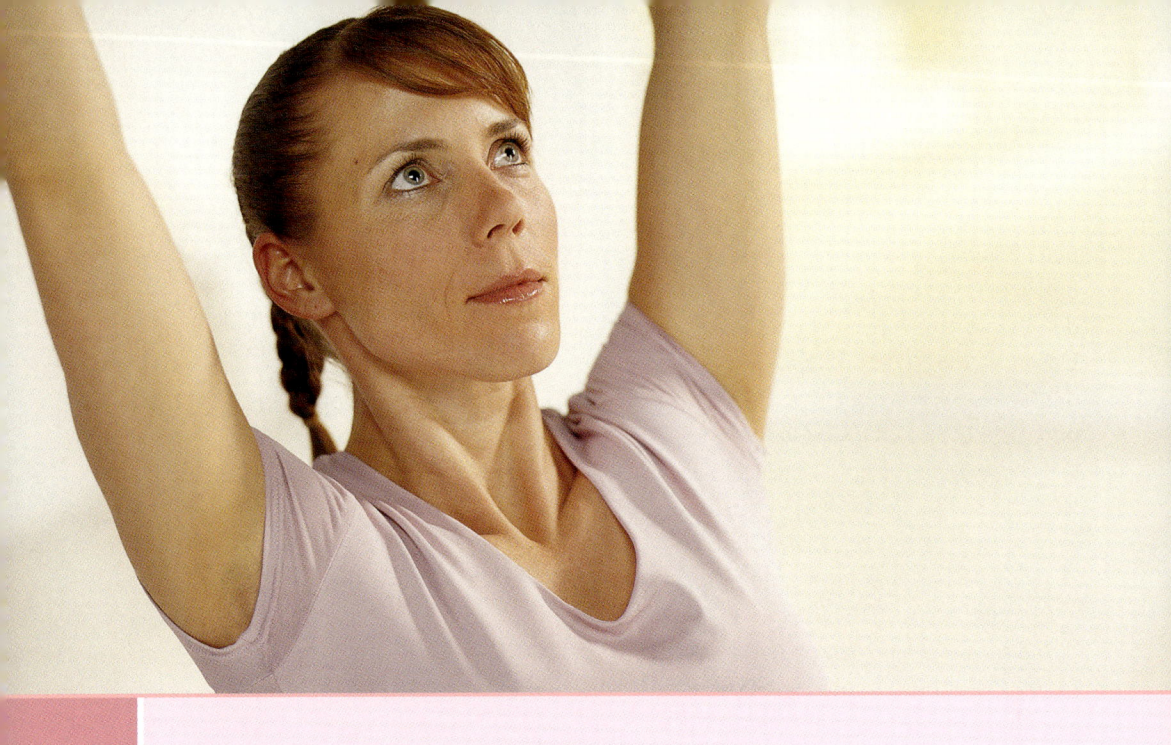

Sonnengruß B
(Surya Namaskar B)

Wenn Ihnen der Sonnengruß A geläufig ist und Sie ausreichend Kraft aufgebaut haben, können Sie diese erweiterte Version des Sonnengrußes anschließen. Der Ablauf wird um zwei Positionen ergänzt: um die *Wilde Haltung* und die *Kriegerhaltung.* Diese Asanas kräftigen den Rücken und machen ihn beweglich. Sie trainieren besonders den Schultergürtel und festigen die Beinmuskulatur. Darüber hinaus dehnen sie die Achillessehne, die Hüften sowie die Leistengegend. Nehmen Sie sich auch hier wieder

ausreichend Zeit, um die Haltungen und Bewegungen zu verstehen und dann erst einmal in Ruhe Schritt für Schritt zu üben. Aber haben Sie Geduld mit sich! Denn schon nach kurzer Zeit werden Sie auch den Sonnengruß B flüssig hintereinander trainieren können.

Machen Sie anfangs nicht mehr als fünf Sonnengrüße A und zwei bis drei Sonnengrüße B. Steigern Sie Ihr Pensum über einen Zeitraum von mehreren Wochen oder Monaten auf je fünf Sonnengrüße A und B. Durch das Training wird im Körper eine gewisse Wärme erzeugt, die für die Dehnung und die innere Reinigung des Körpers wichtig ist. Atmen Sie beim Üben entspannt, tief und gleichmäßig in der Ujjayi-Atmung, um die Körpertemperatur zu regulieren und den Sauerstoffaustausch zu optimieren. Achten Sie stets auf die Aktivierung der Bandhas.

Aufrechter Stand (Samasthiti)

> Stellen Sie sich vorn auf die Matte wie zu Beginn des Sonnengrußes A. Aktivieren Sie die Muskulatur des ganzen Körpers, um sich gut aufzurichten und die Wirbelsäule in ihre natürliche Haltung und Länge zu bringen. **1**

Wilde Haltung (Utkatasana)

> **Einatmen:** Beugen Sie die Beine und bringen Sie die gestreckten Arme weit über die Seite nach oben, bis die Handflächen sich berühren.
> Schieben Sie den Po nach unten und gleichzeitig nach hinten, als wollten Sie sich auf einen Stuhl setzen. Richten Sie dabei den Oberkörper so weit wie möglich auf.
> Die Knie liegen locker aneinander.
> Aktivieren Sie Ihre Unterbauchmuskulatur (Uddiyana Bandha), um den unteren Rücken zu stabilisieren und nicht in eine Hohlkreuzhaltung zu kommen.
> Blicken Sie zu den Daumen. **2**

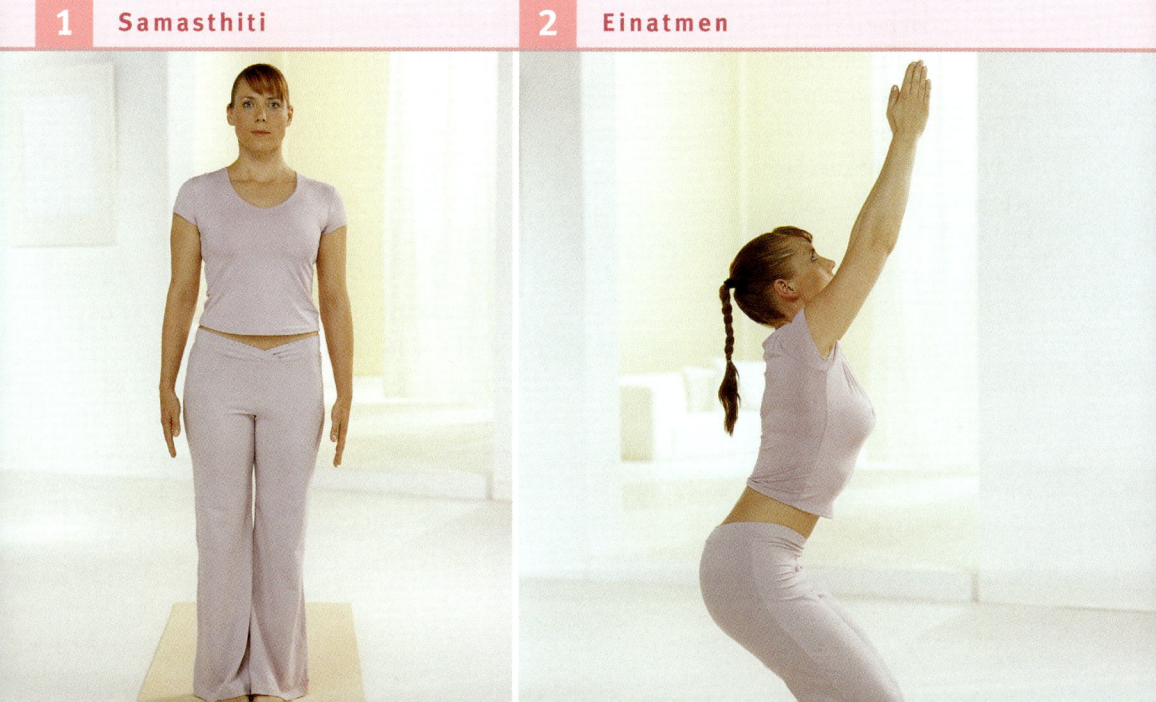

1 Samasthiti

2 Einatmen

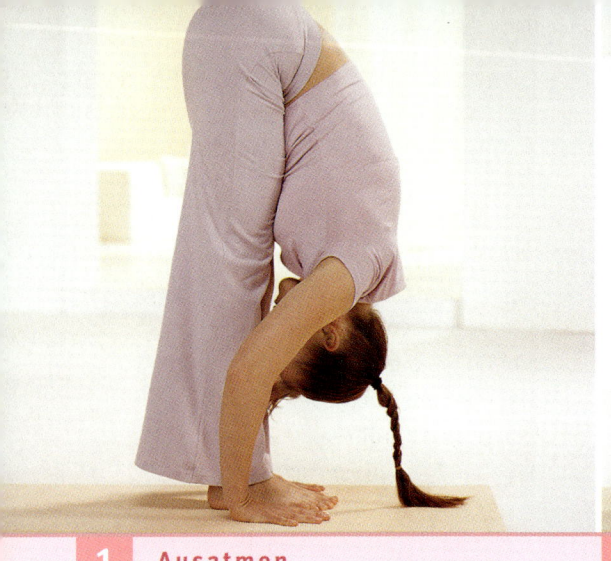

1 Ausatmen

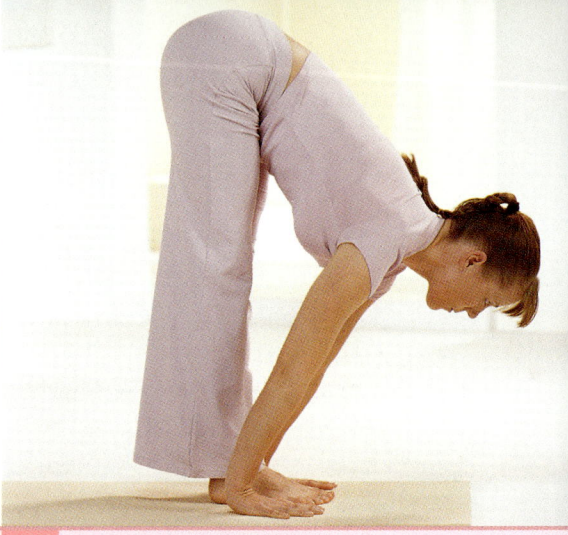

2 Einatmen

Vorbeuge im Stehen (Uttanasana)

> **Ausatmen:** Jetzt geht es weiter wie im Sonnengruß A. Lassen Sie die Beine ruhig etwas gebeugt, während Sie den Rumpf mit gestreckten Armen nach vorn beugen, bis die Handflächen in Schulterbreite neben den Füßen (oder etwas weiter vorn) auf dem Boden liegen.
> Der Blick geht zur Nase. **1**

Kopf heben

> **Einatmen:** Schauen Sie nach vorn und heben Sie Kopf und Brustbein an. Ihr Rücken bildet nun von den Lendenwirbeln aus eine Gerade.
> Verlagern Sie Ihr Gewicht auf die am Boden liegenden Hände.
> Beugen Sie die Beine, um den Rücken gut zu strecken.
> Richten Sie den Blick zur Stirn. **2**

Übergangshaltung (Brett)

> **Ausatmen:** Machen Sie zwei große Schritte zurück und setzen Sie die angezogenen Zehen in Hüftbreite auf.
> Aktivieren Sie die Muskulatur des gesamten Körpers. Werden Sie stabil wie ein Brett.
> Richten Sie die Ellbogen nach hinten. **3**

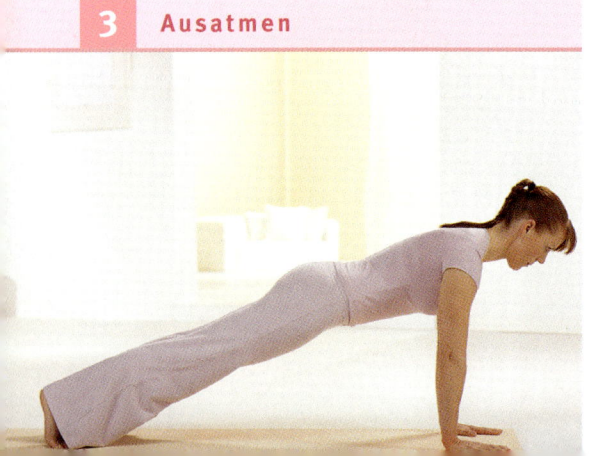

3 Ausatmen

Stock (Chaturanga Dandasana)

> **Immer noch ausatmen:** Kommen Sie in den Liegestütz – bewegen Sie sich gerade wie ein Stock mit Brustbein und Hüfte gleichzeitig nach unten.
> Schieben Sie das Kinn leicht nach vorn und die Fersen nach hinten. Blicken Sie dabei auf die Nase. **4**
> Greifen Sie auch hier auf die Variante für den *Stock* zurück (Seite 44), wenn

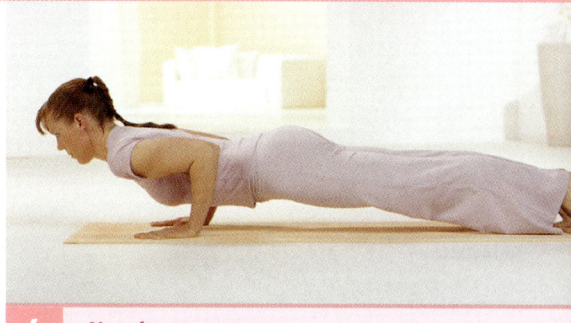

4 **Noch ausatmen**

Ihnen die Kraft fehlt. Geben Sie sich ruhig etwas Zeit!

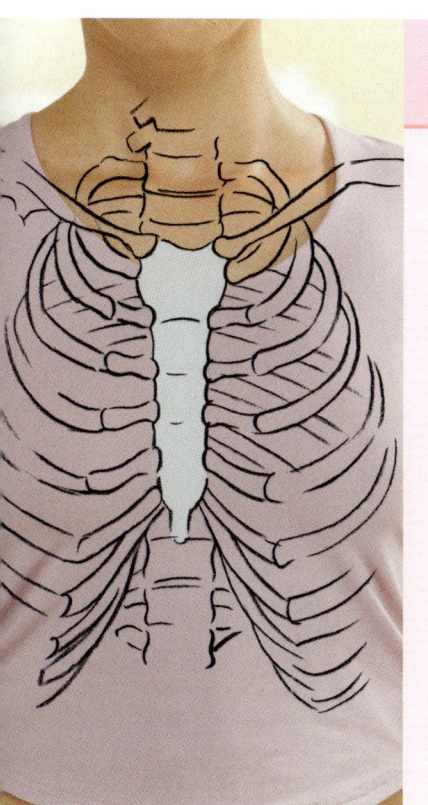

AUFRICHTEN GEFRAGT: DIE SACHE MIT DEM BRUSTBEIN

Das Brustbein ist eine knöcherne Platte, die Rippen und Schlüsselbeine verbindet. Sie können es unter der Kehle ertasten, von wo aus es zwischen den Rippen abwärts verläuft. In der natürlichen Haltung ist das Brustbein angehoben. Durch unsere überwiegend sitzende Lebensweise neigen wir jedoch dazu, die Rippen abzusenken und die natürliche Rundung des oberen Rückens zu übertreiben. Wir sacken schlichtweg zusammen! Dies hat einige negative Auswirkungen auf den gesamten Bewegungsapparat und führt häufig zu Rücken-, Nacken- und Schulterproblemen. Setzen Sie dieser zusammengesackten Haltung etwas entgegen – richten Sie sich auf! Schieben Sie Ihr Brustbein in den Übungen immer weg von der Hüfte, ob beim Vorbeugen, im Stehen oder Sitzen. Aktivieren Sie die Bandhas und vermeiden Sie ein Hohlkreuz. Ihr Rücken wird es Ihnen danken!

INFO

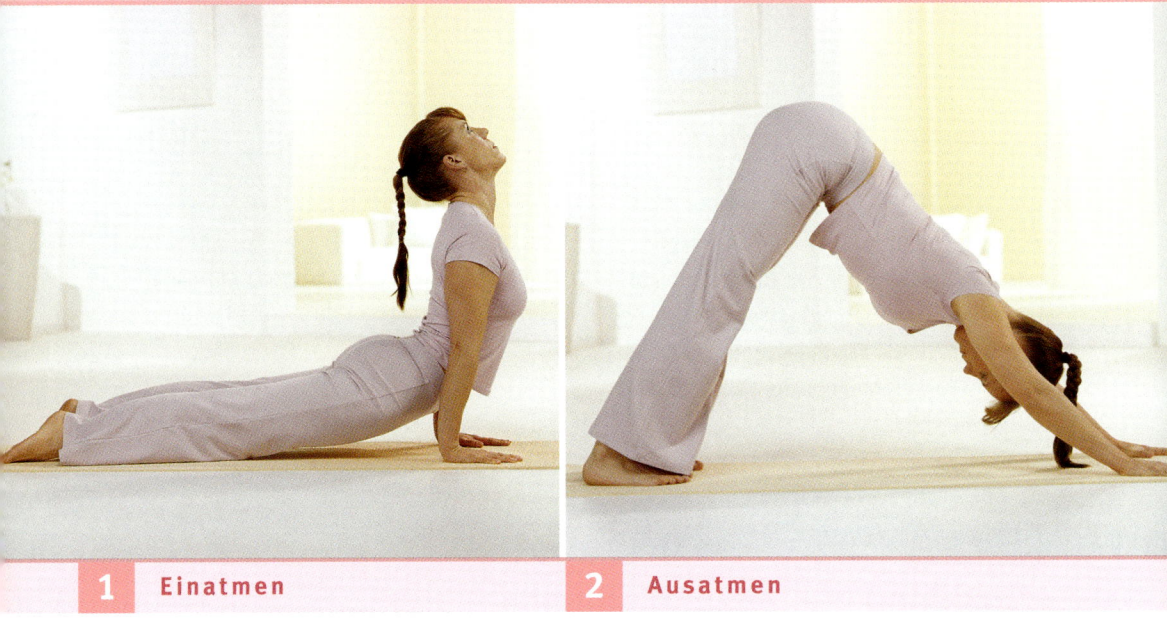

1 Einatmen   **2** Ausatmen

Hund mit Kopf nach oben (Urdhva Mukha Shvanasana)

> **Einatmen:** Schieben Sie den ganzen Körper mit etwas Schwung nach vorn, indem Sie über die Zehen auf den Spann rollen. Die Beine bleiben gestreckt, die Knie heben vom Boden ab. Öffnen Sie Ihren Brustkorb und richten Sie ihn auf.

> Strecken Sie dabei Ihre Arme und aktivieren Sie die Po- und die hintere Oberschenkelmuskulatur. Die Schultern werden breit, der Kopf liegt leicht im Nacken. Falls Sie einen Druck im unteren Rücken spüren, heben Sie die Knie noch weiter an.

> Blicken Sie entweder zur Stirn oder geradeaus. **1**

Hund mit Kopf nach unten (Adho Mukha Shvanasana)

> **Ausatmen:** Bringen Sie Ihre Hüfte nach oben und rollen Sie über die Zehen zurück auf die Fußsohle. Schieben Sie Ihr Gewicht nach hinten Richtung Fersen. Häufig ist es nötig, die Beine zu beugen, um den Rücken vollständig strecken zu können. Ihr Rücken bildet eine Linie von den Händen über die Arme und Schultern bis zum Steißbein.

> Setzen Sie Ihre Schultern in die Breite, weg von den Ohren.

> Schauen Sie entweder zur Nase oder zum Nabel. **2**

> Mit der nächsten Einatmung geht es dann direkt weiter.

Kriegerhaltung A (Virabhadrasana A), rechte Seite

> **Einatmen:** Stellen Sie den linken Fuß mit der Ferse nach innen in einem 45°-Winkel auf. Machen Sie mit dem rechten Fuß einen Schritt nach vorn, die Fersen stehen auf einer Linie parallel zur Mattenseite. **3**

> Heben Sie die gestreckten Arme weit über die Seite, bis die Handflächen über dem Kopf zusammenkommen. Dabei ziehen Sie die linke Hüfte leicht nach vorn. Selbst wenn Ihnen das alles nicht mit einer Einatmung gelingt, atmen Sie dennoch tief und ruhig weiter ein und aus.

> Blicken Sie zu den Daumen und aktivieren Sie beide Bandhas. **4**

Die Kriegerhaltung ist keine Rückwärtsbeuge: Richten Sie den Oberkörper senkrecht über dem Beckenboden auf und bringen Sie das Becken aus der Hohlkreuzhaltung, indem Sie es so weit wie möglich aufrichten. Das Brustbein zieht dabei nach oben. Nach und nach verlängert sich die Schrittlänge, bis Sie den rechten Fuß zwischen den Händen aufsetzen können **3** und der rechte Oberschenkel parallel zum Boden ist.
Beginnen Sie aus Rücksicht auf den unteren Rücken aber besser mit einem kleineren Schritt.

3 Einatmen

4 Noch einatmen

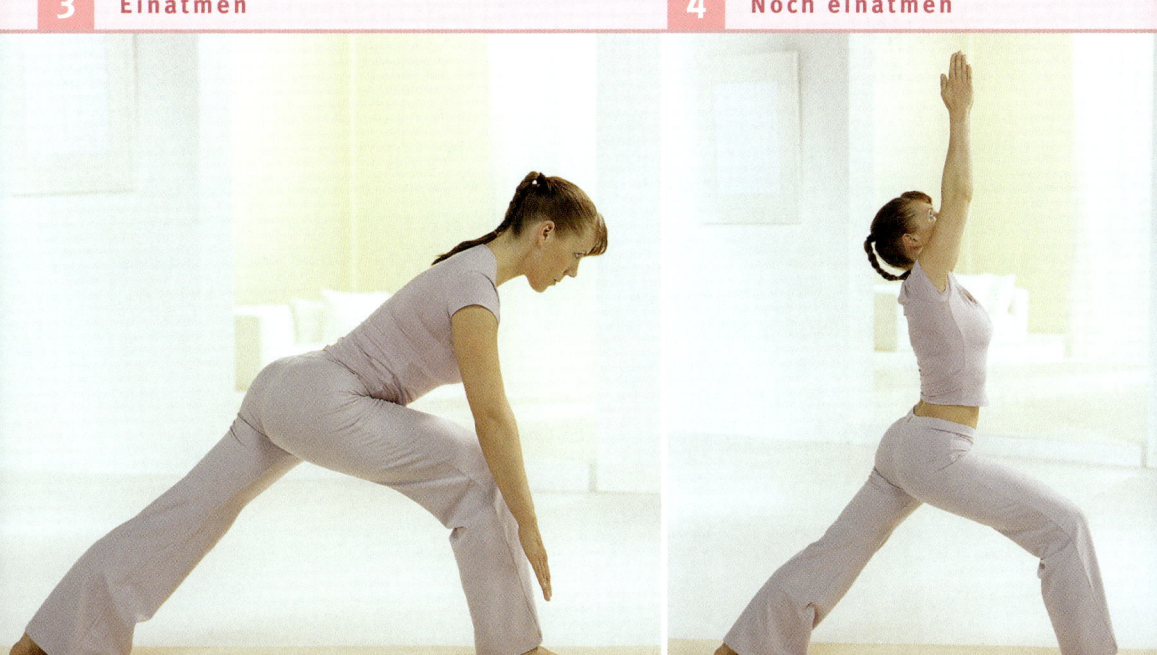

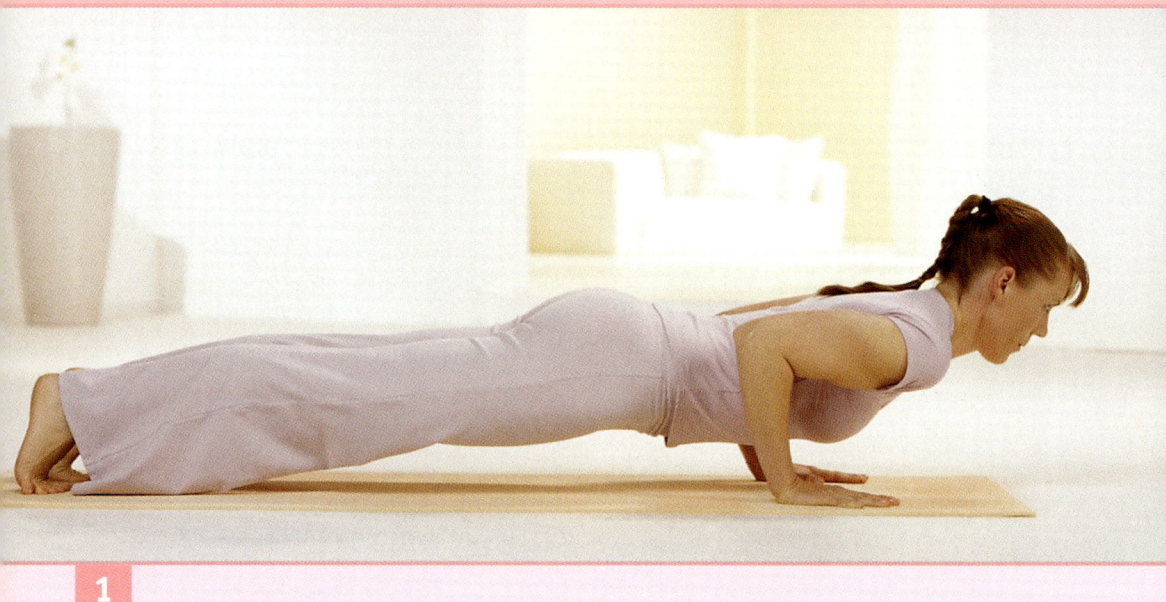

1

Stock (Chaturanga Dandasana)

> **Ausatmen:** Senken Sie die gestreckten Arme nach vorn ab und legen Sie die Hände in Schulterbreite auf die Matte. Setzen Sie den rechten Fuß zurück nach hinten und haken Sie die Zehen unter, um über den Ihnen bereits bekannten Liegestütz in die Stock-Haltung zu kommen.

> Blicken Sie zur Nase. **1**

> In der ersten Zeit können Sie wieder auf die Variante für den *Stock* (Seite 44) zurückgreifen, bis Ihnen der Liegestütz keine Probleme mehr bereitet. Nehmen Sie die Herausforderung an! Sie sollten beim *Stock* jedoch nie mit Hüfte oder Bauch zuerst auf dem Boden aufkommen, sondern darauf achten, dass Sie zwischen Po und Schultern stets eine gerade Rückenlinie bilden.

> Fällt Ihnen das noch schwer? Dann üben Sie vorerst die Variante mit aufgelegten Knien und kommen Sie nur wenig herunter. So bauen Sie die nötige Kraft auf. Den *Hund mit Kopf nach oben* können Sie dann erst einmal weglassen und direkt in den *Hund mit Kopf nach unten* kommen.

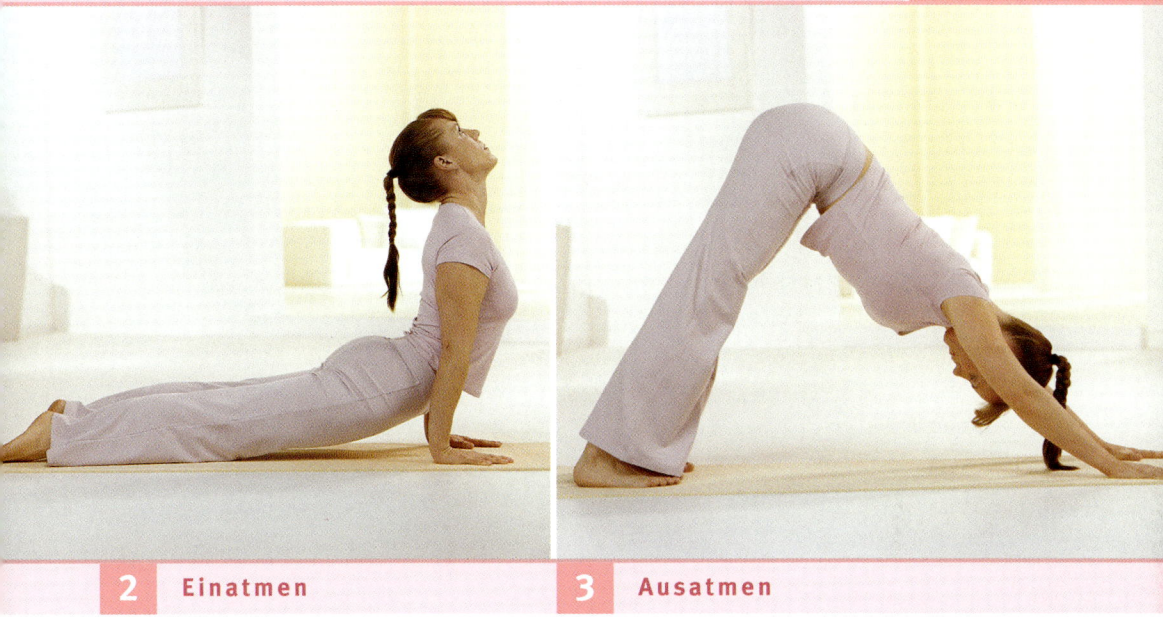

2 Einatmen   **3** Ausatmen

Hund mit Kopf nach oben (Urdhva Mukha Shvanasana)

› **Einatmen:** Schieben Sie sich wieder nach vorn über die Zehen auf den Spann. Öffnen Sie den Brustkorb und strecken Sie die Arme. Lösen Sie die Knie vom Boden, falls Sie diese abgelegt haben. Stellen Sie eine Grundspannung in Ihrer Po- und Oberschenkelmuskulatur her, um den unteren Rücken zu entlasten.
› Blicken Sie entweder zur Stirn oder geradeaus. **2**
› Wenn Sie Probleme haben, über die Zehen vor- und zurückzurollen, dann können Sie die Füße auch nacheinander auf den Spann legen und Fuß für Fuß wieder zurück auf die Zehen setzen.

Hund mit Kopf nach unten (Adho Mukha Shvanasana)

› **Ausatmen:** Heben Sie Hüfte und Po an und schieben Sie diese weit nach hinten in Richtung Füße.
› Verlagern Sie Ihr Gewicht von den aufgelegten Händen und vor allem von den Schultern nach hinten, damit Sie diese weit weg von den Ohren in die Breite setzen können.
› Schieben Sie Ihre Sitzhöcker nach hinten und strecken Sie Ihren Rücken. Nehmen Sie alle Wirbel und das Kreuzbein mit nach vorn, in eine Linie mit dem gesamten Rücken. **3**
› Der Blick geht zum Nabel.
› Mit dem nächsten Einatmen geht es direkt mit der linken Seite weiter.

57

Kriegerhaltung A (Virabhadrasana A), linke Seite

> **Einatmen:** Stellen Sie nun den rechten Fuß mit der Ferse nach innen in einem 45°-Winkel auf und machen Sie diesmal mit dem linken Bein einen Schritt nach vorn.

> Heben Sie die gestreckten Arme über die Seite nach oben, die rechte Hüfte strebt nach vorn. Das vordere Knie be-

findet sich genau über dem Fußknöchel, das hintere Bein ist ganz durchgestreckt. Aktivieren Sie die beiden Bandhas. Richten Sie das Becken auf, damit Sie nicht ins Hohlkreuz fallen.

> Blicken Sie zu den Daumen.

Die Kriegerhaltung ist keine Rückwärtsbeuge. Der Oberkörper wird aber auch nicht nach vorn gelehnt, sondern er »wächst« senkrecht nach oben. Sie stellen in dieser Position eine stolze, unbesiegbare Kriegerin dar.

Mit dieser Übung stärken Sie Arme, Schultergürtel und Rücken. Leiste, innere Oberschenkel und Hüftbeuger werden gedehnt.

Stock (Chaturanga Dandasana)

> **Ausatmen:** Bringen Sie die Arme gestreckt nach vorn auf die Matte und legen Sie die Hände in Schulterbreite auf den Boden. Setzen Sie den linken Fuß zurück nach hinten und ziehen Sie die Zehen an, um in den *Stock* herunterzukommen.

> Blicken Sie zur Nase. **2**

Hund mit Kopf nach oben (Urdhva Mukha Shvanasana)

> **Einatmen:** Schieben Sie sich wieder nach vorn über die Zehen auf den Spann. Öffnen Sie den Brustkorb und

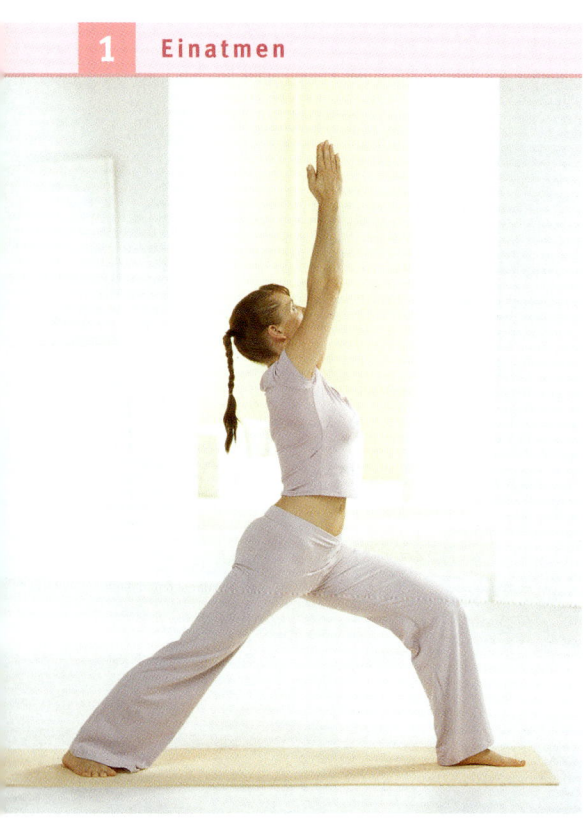

1   Einatmen

strecken Sie die Arme. Die Knie lösen sich vom Boden, falls Sie diese abgelegt haben. **3**

❯ Blicken Sie entweder zur Mitte der Stirn oder nach vorn.

❯ Wenn Sie Probleme im Lendenwirbelbereich haben, dann lassen Sie diese Haltung einfach aus. Ein qualifizierter Lehrer kann sie mit Ihnen vorsichtig erarbeiten.

Hund mit Kopf nach unten (Adho Mukha Shvanasana)

❯ **Ausatmen:** Heben Sie Hüfte und Po an und schieben Sie diese weit nach hinten Richtung Füße.

❯ Verlagern Sie Ihr Gewicht von den aufgelegten Händen und vor allem von den Schultern nach hinten, damit Sie diese weit weg von den Ohren in die Breite setzen können.

❯ In der fortgeschrittenen Version sind die Beine völlig gestreckt, die Fersen auf dem Boden, und der Blick geht zum Nabel. **4** Anfangs ist es jedoch sinnvoll, die Beine zu beugen. Dadurch können Sie die Sitzhöcker nach oben schieben und vor allem auf einen gestreckten Rücken achten. Fünf Atemzüge halten.

❯ Wenn Sie die Fersen aktiv Richtung Boden schieben, dehnen Sie besonders die Waden und die häufig verkürzten Achillessehnen.

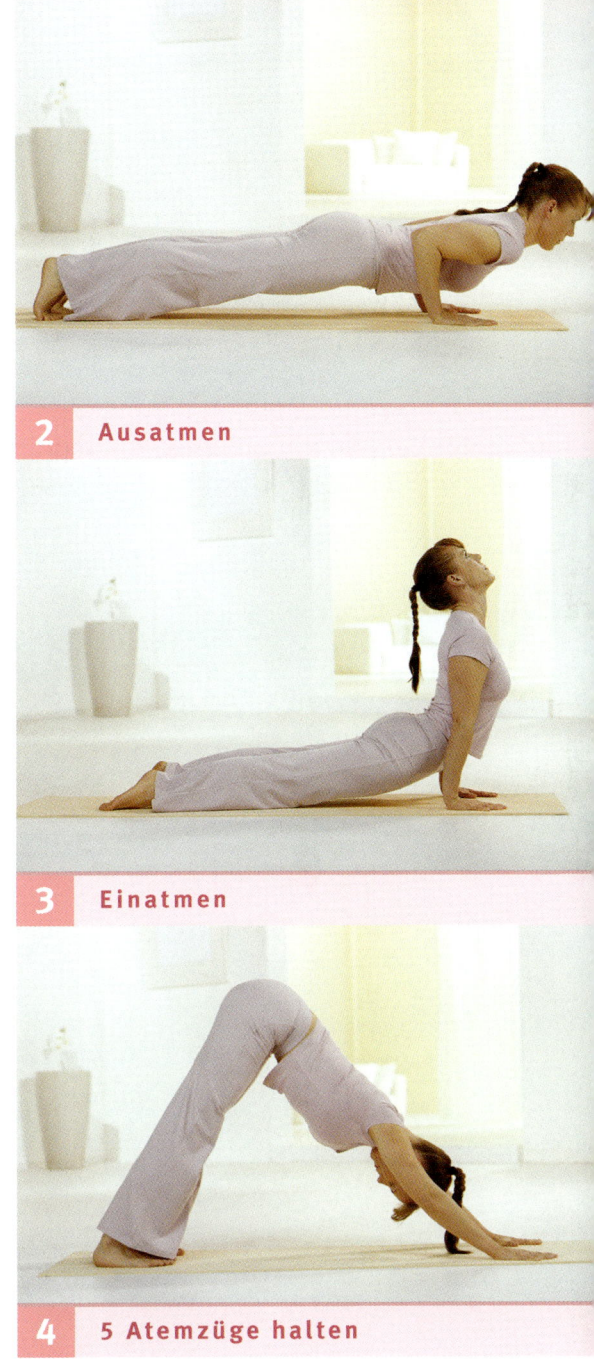

2   Ausatmen

3   Einatmen

4   5 Atemzüge halten

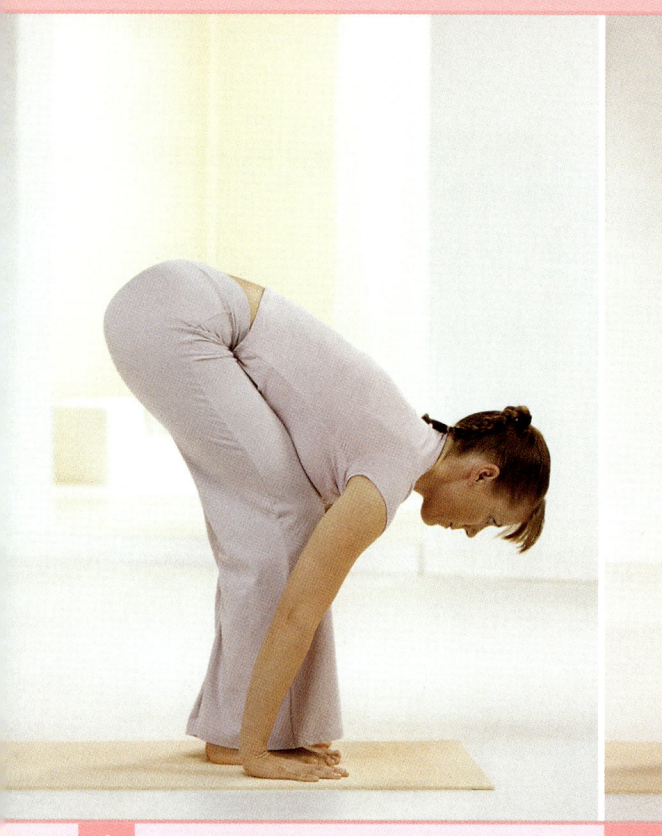
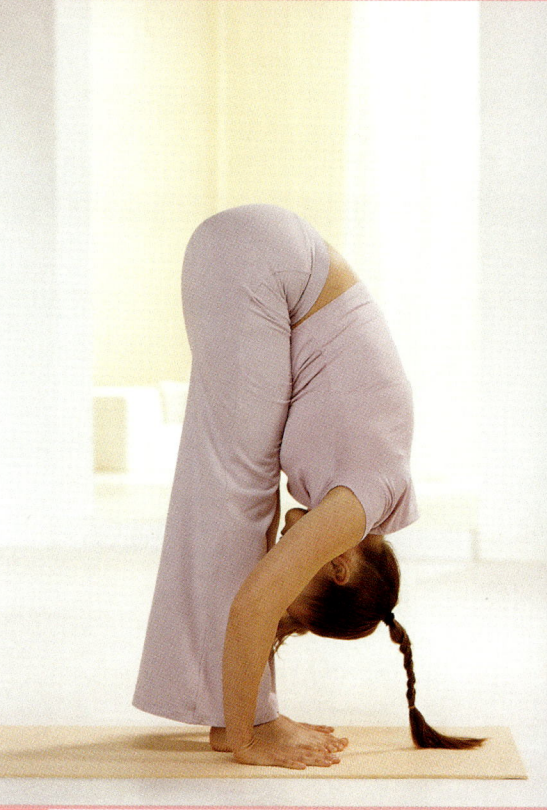

1 Einatmen

2 Ausatmen

Nach vorn springen

> **Einatmen:** Beugen Sie die Beine, springen Sie mit möglichst geschlossenen Knien und Füßen nach vorn zwischen Ihre Hände und strecken Sie den Rücken lang. **1**

> Der Blick geht zur Stirn oder nach vorn. Alternativ zum Springen können Sie auch zwei oder mehrere Schritte machen. Verlagern Sie dabei Ihr Gewicht auf die Hände.

Vorbeuge im Stehen (Uttanasana)

> **Ausatmen:** Senken Sie den Kopf ab und lassen Sie ihn locker Richtung Schienbeine hängen. Beugen Sie die Beine dabei eventuell etwas an.

> Schieben Sie Ihre Sitzhöcker wieder nach oben. Lassen Sie die Hände noch auf dem Boden. Im Idealfall sind Ihre Finger- und Zehenspitzen in einer Linie.

> Blicken Sie zur Nase. **2**

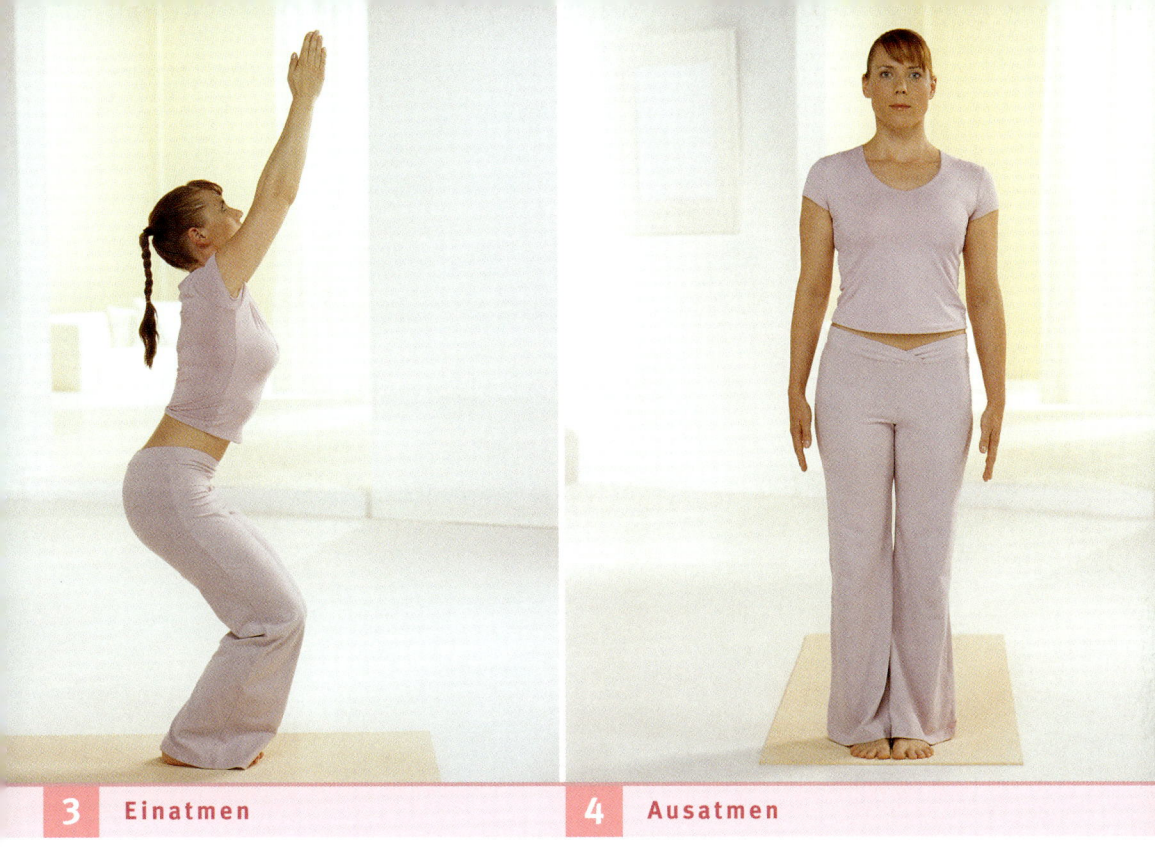

| 3 | Einatmen | 4 | Ausatmen |

Wilde Haltung (Utkatasana)

> **Einatmen:** Heben Sie den Oberkörper aus der Hüfte heraus nach oben, das Brustbein führt die Bewegung an. Gleichzeitig schieben Sie Ihren Po nach unten, als wollten Sie sich setzen. Führen Sie die Arme über die Seite nach oben über den Kopf und richten Sie den Oberkörper auf.

> Drücken Sie die Hüften und den Po weiter nach unten. Aktivieren Sie Ihre Unterbauchmuskulatur (Uddiyana Bandha), um den unteren Rücken zu stabilisieren und nicht in eine Hohlkreuzhaltung zu kommen.

> Blicken Sie zu den Daumen. 3

Aufrechter Stand (Samasthiti)

> **Ausatmen:** Strecken Sie die Beine, senken Sie die Arme über die Seite ab und kommen Sie in den aufrechten Stand zurück. 4

Wiederholen Sie den Sonnengruß B je nach Kraft und Kondition anfangs zwei- bis drei- und später schließlich fünfmal. Lassen Sie sich dafür ausreichend Zeit. Anschließend fahren Sie mit den Standpositionen im nächsten Kapitel fort.

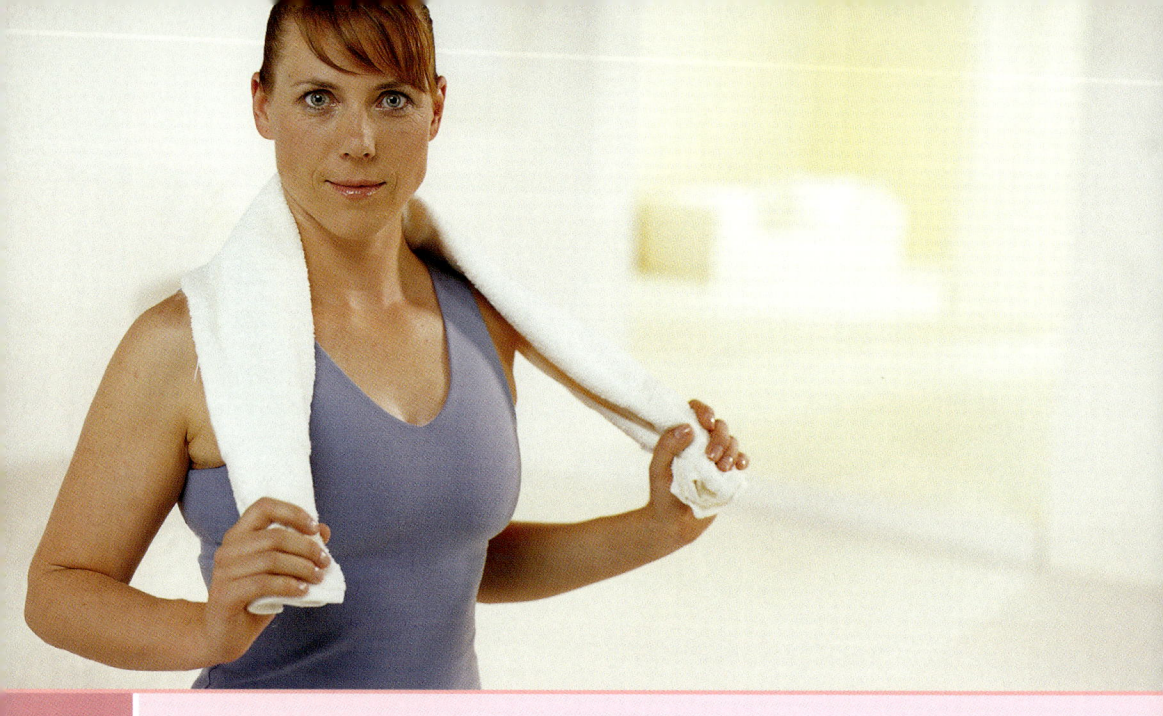

Standpositionen – den Körper ins Lot bringen

Durch die Sonnengrüße ist Ihr Körper gut aufgewärmt und gedehnt. Sie sind jetzt bestens auf die nun folgenden Standpositionen vorbereitet.

Die fließende Abfolge und die länger gehaltenen Positionen sorgen dafür, den Körper geschmeidig zu halten. Die entstehende Wärme können Sie nun nutzen, um insbesondere die Rückseite der Beine und die Hüfte zu dehnen.

Durch das isometrische Halten (Seite 16) der einzelnen Übungen werden schlanke Muskeln an den Beinen, am Rücken und am Schultergürtel aufgebaut, und Ihr Körper wird geformt. Unterschiedliche Körperseiten gleichen sich nach und nach aus, denn dieses Training »zieht« die linke und die rechte Körperhälfte gleichmäßig in die Länge. Die Folge: mehr Aufrichtung, Kondition, Kraft und Beweglichkeit.

Halten Sie die einzelnen Positionen fünf tiefe, gleichmäßige Atemzüge. Nach einiger Zeit können Sie die Übungen auch auf acht oder mehr Atemzüge verlängern. Viel Spaß!

Zehenhaltung (Padangushthasana)

Ausgangshaltung

> Springen Sie in Hüftbreite auf, die Fuß-
> innenkanten sind parallel.

> Beugen Sie sich aus dem Hüftgelenk
> nach unten und umfassen Sie Ihre gro-
> ßen Zehen mit Zeige- und Mittelfinger.
> Dafür greifen Sie zwischen großer und
> zweiter Zehe hindurch und umschließen
> die große Zehe mit den beiden Fingern,
> der Daumen legt sich seitlich an den
> Zeigefinger an. **1** Diese Handhaltung
> heißt auf Sanskrit Vishnu Mudra. Wenn
> nötig, beugen Sie Ihre Beine, um die
> Zehen gut fassen zu können.

EIN BLICK ZU DEN FÜSSEN

TIPP

Belasten Sie die Füße in allen
Standpositionen gleichmäßig nach
dem Dreipunktestand: unter der
Fersenmitte und den Fußballen
innen und außen. Beachten Sie die
Stellung der Füße in den Übungen
ganz genau, damit Ihre Gelenke in
die richtige Position zueinander
gebracht werden.

> **Einatmen:** Strecken Sie Ihre Arme,
> heben Sie Kopf und Brustbein an,
> ohne den Kopf zu sehr in den Nacken
> zu legen. **2**

> Der Blick geht zur Stirn.

1 Zehen fest greifen

2 Einatmen

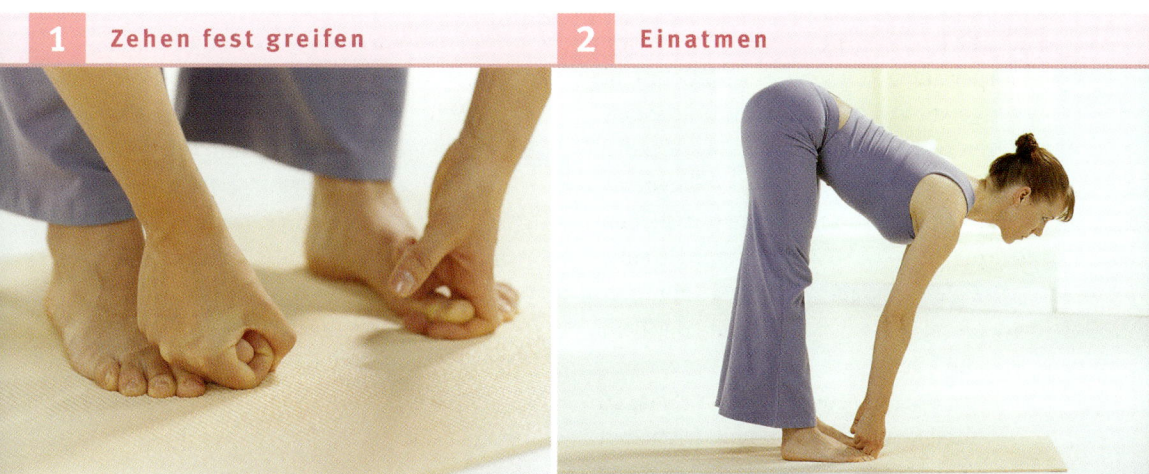

63

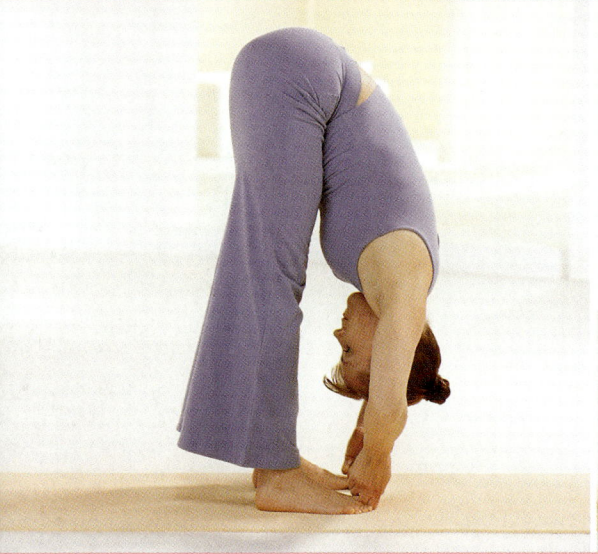

1 Ausatmen

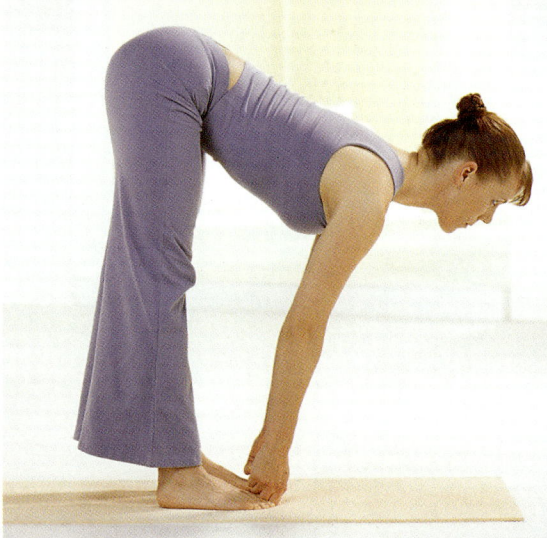

2 Einatmen

Haltung (Asana) einnehmen

> **Ausatmen:** Bewegen Sie sich aus dem Hüftgelenk nach unten und kommen Sie in das Asana. Lassen Sie die Beine in der Anfangszeit leicht gebeugt.

> Bringen Sie Ihre Sitzhöcker nach oben, strecken Sie den unteren Rücken, sodass keine Rundung entsteht.

> Aktivieren Sie die Bandhas und beugen Sie sich mit langer Bauchdecke hinab. Je besser Ihre hintere Beinmuskulatur gedehnt ist, desto tiefer kommen Sie mit dem Oberkörper, ohne die Beine zu beugen.

> Blicken Sie locker zur Nasenspitze und halten Sie den Kopf in Verlängerung der Halswirbelsäule. **1**

> Halten Sie diese Position mindestens fünf Atemzüge. Wenn Sie sehr tief her-

unterkommen, können Sie die Ellbogen zur Seite abwinkeln und den Oberkopf zum Boden senken. Die Handrücken bleiben aufgerichtet.

Zurück in die Ausgangshaltung

> **Einatmen:** Strecken Sie Ihre Arme, heben Sie den Kopf und schauen Sie zur Stirn. **2**

> **Ausatmen:** Bleiben Sie so. Die zweite Standposition wird direkt im Anschluss ausgeführt.

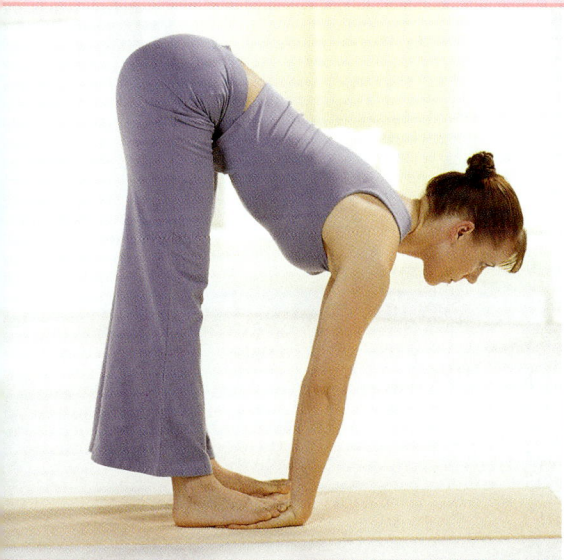

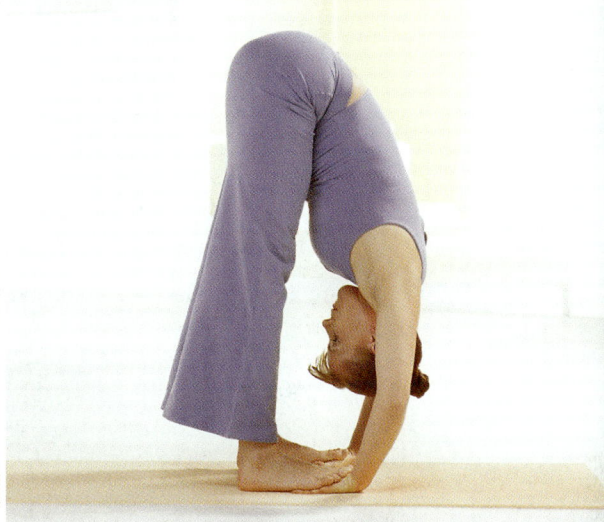

3 Einatmen

4 Ausatmen

Hand-zum-Fuß-Haltung (Padahastasana)

Ausgangshaltung

> **Einatmen:** Bringen Sie Ihre Handflächen von vorn unter die Fußsohlen. Zu Beginn reicht es aus, nur die Finger unter die Füße zu legen und die Beine zu beugen. Die Arme sind noch gestreckt, der Blick geht zur Stirn. Der Rücken bildet eine gerade Linie, das Brustbein hebt sich an. **3**

Haltung einnehmen

> **Ausatmen:** Bringen Sie Ihren Oberkopf wieder Richtung Boden, in Verlängerung der Halswirbelsäule. Die Schultern bewegen sich weg von den Ohren.

Je weiter Sie sich hinunter beugen, umso mehr gehen die Ellbogen zur Seite.
> Der Blick ruht auf der Nasenspitze. **4**
> Auch hier gelten die Anweisungen für eine rückenschonende Vorwärtsbeuge (Kasten Seite 69). Halten Sie das Asana mindestens fünf Atemzüge.

Zurück in die Ausgangshaltung

> **Einatmen:** Heben Sie den Kopf, strecken Sie die Arme und schauen Sie zur Stirn. **3**
> **Ausatmen:** Bleiben Sie so.
> Mit der nächsten Einatmung kommen Sie in den aufrechten Stand, ohne die Arme über den Kopf zu heben.
> Bei dieser Übung wird die Rückseite des Beins gedehnt, ein Ausgleich für das Tragen hoher Absätze.

Gestrecktes Dreieck (Utthita Trikonasana)

Ausgangshaltung

> **Einatmen:** Kommen Sie mit einem kleinen Sprung nach rechts quer auf die Matte oder machen Sie einen großen Schritt. Sie stehen rund 1,20 Meter breit. Heben Sie die gestreckten Arme auf Schulterhöhe an, die Ellbogen zeigen nach hinten.

> Strecken Sie die Beine und aktivieren Sie die Beinmuskulatur, besonders in den Oberschenkeln.

> Stellen Sie Ihre Fußinnenkanten parallel. Achten Sie auf Uddiyana und Mula Bandha und bringen Sie Ihr Becken in eine aufrechte Haltung. **1**

Haltung einnehmen

> **Ausatmen:** Drehen Sie den rechten Fuß 90° nach rechts und den linken 10° nach innen. Die Fersen stehen in einer Linie. Strecken Sie Ihre Beine.

> Ziehen Sie Ihren Oberkörper mit dem gestreckten rechten Arm lang zur Seite und beugen Sie sich über das rechte Bein nach unten.

> Drücken Sie Ihr vorderes Bein in die Hüfte. Legen Sie Ihre Hand ober- oder unterhalb des Knies auf das Bein.

> Rotieren Sie das vordere Bein so weit in der Hüfte nach außen, dass Ihr Knie

1   Einatmen

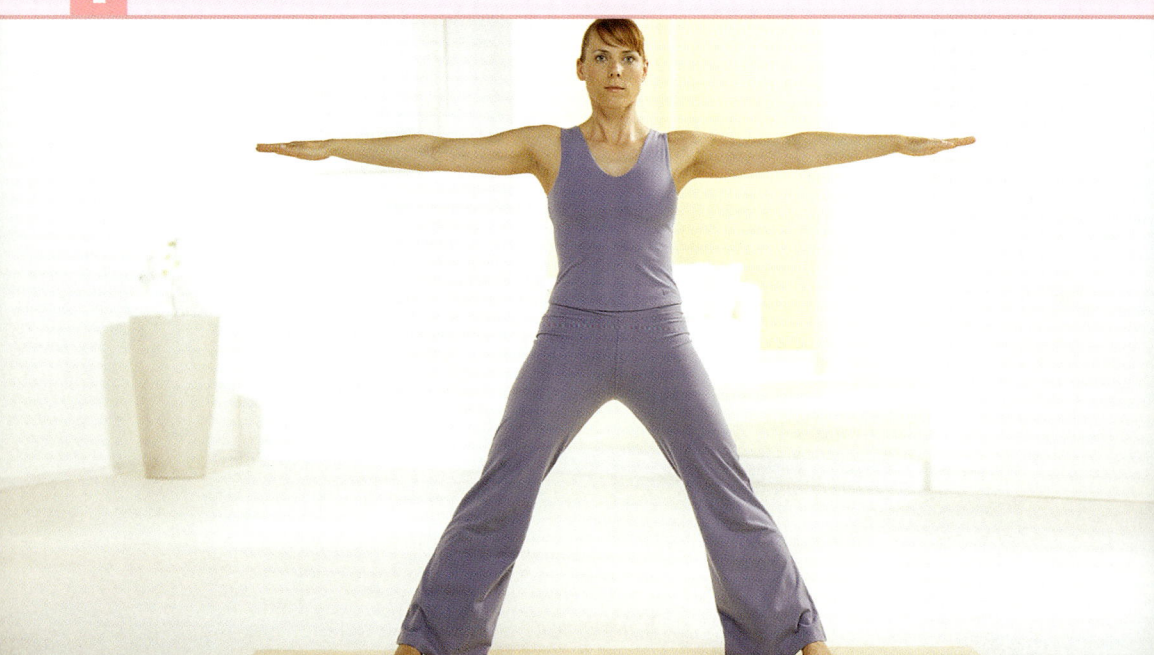

nach vorn zwischen erste und zweite
Zehe zeigt. Die Innenseite der rechten
Ferse ist von oben aus nicht zu sehen.
Lassen Sie die linke Hüfte nicht zu weit
nach vorn fallen, um keine Vorwärts-
beuge daraus zu machen. Aktivieren
Sie die Bandhas.

> Strecken Sie den linken Arm aus dem
Schultergelenk senkrecht nach oben.
Drehen Sie das Kinn zur oberen Achsel-
höhle und blicken Sie hoch zur linken
Hand. Bei Nackenproblemen können
Sie geradeaus blicken. **2** Halten Sie
die Übung mindestens fünf Atemzüge.

> Wenn Sie locker nach unten kommen,
fassen Sie die große Zehe in Vishnu
Mudra (Seite 63). **3** Diese Haltung

POSITION DER FERSEN

TIPP

Für alle Dreieckshaltungen gilt:
Stellen Sie die Fersen in eine
gedachte Linie parallel zur Mattenseite, damit die Hüfte in den Haltungen optimal ausgerichtet ist
und sinnvoll gedehnt werden kann.
So lässt sich das Gleichgewicht
einfacher halten.

dehnt besonders den tiefliegenden
Muskel Quadratus Lumborum, der die
Rippen mit der Wirbelsäule und dem
Becken verbindet. Sie spüren ihn in der
linken Taille als deutliche Dehnung.

2 Ausatmen **3**

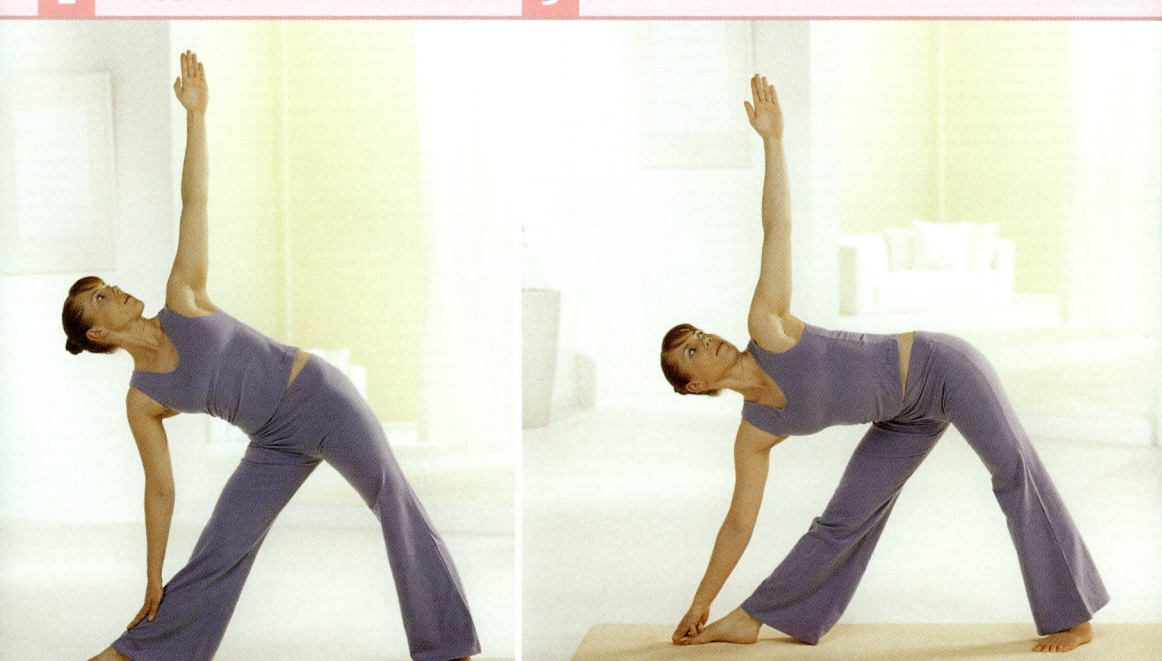

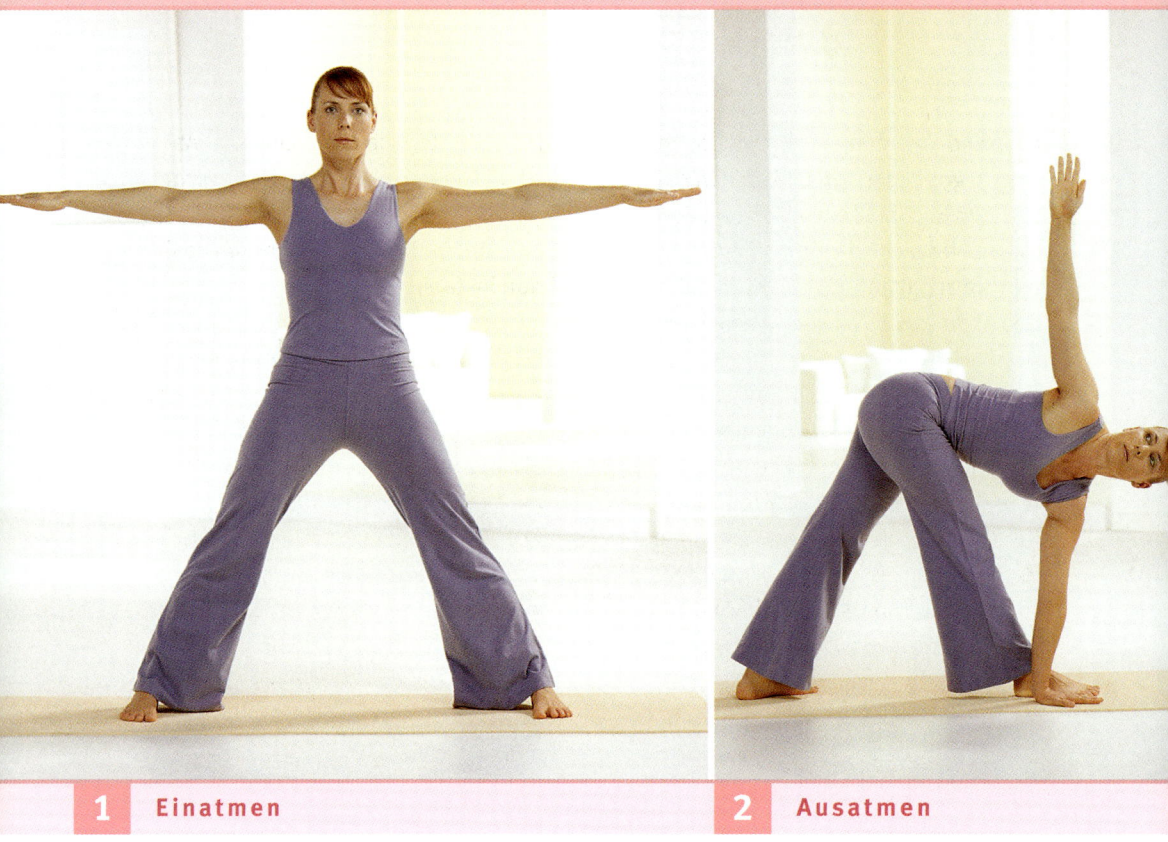

1 Einatmen

2 Ausatmen

Zurück in die Ausgangshaltung

> **Einatmen:** Kommen Sie nach oben in die Ausgangshaltung. **1** Die Füße stehen parallel und die Arme sind in Schulterhöhe gestreckt.
> Wiederholen Sie die Übung auf der linken Seite.
> Kommen Sie danach wieder zurück in die Ausgangshaltung **1**, die nächste Übung folgt direkt im Anschluss.

Gedrehtes Dreieck (Parivritta Trikonasana)

> **Ausatmen:** Drehen Sie Ihren rechten Fuß 90° nach rechts und den linken Fuß 45° nach innen. Die Fersen bleiben in einer Linie. Beide Beine sind maximal gestreckt und aktiviert.
> Drehen Sie Ihre Hüften parallel zur kurzen Mattenseite und legen Sie die linke Hand flach auf dem Boden auf. Dazu müssen Sie das vordere Bein wahr-

scheinlich beugen, das hintere bleibt jedoch gestreckt. Wenn es Ihnen besonders leicht fällt, die Hand an der Innenseite des Fußes aufzulegen, können Sie sie auch am Außenfuß auf den Boden setzen. Strecken Sie nach und nach beide Beine.

> Strecken Sie den rechten Arm senkrecht nach oben, die Handfläche zeigt vom Körper weg. **2** In dieser Haltung führt die Wirbelsäule eine Spiraldrehung aus, die vor allem die Brustwirbel beweglicher macht. Wichtig ist es, den Rücken zu strecken. Die Drehung in der Wirbelsäule entwickelt sich im Laufe der Zeit von allein.

> Das Kinn dreht sich zur rechten Achselhöhle, und der Blick geht hoch zur Hand. Halten Sie die Übung fünf Atemzüge. Legen Sie die linke Hand nicht auf dem rechten Fuß oder dem Schienbein ab, denn dadurch wird die Position instabil.

Zurück in die Ausgangshaltung

> **Einatmen:** Führen Sie den linken Arm von unten gestreckt über vorn nach oben und drehen Sie sich in die Ausgangshaltung zurück. **1**

> Wiederholen Sie nun die Übung auf der anderen Seite und halten Sie sie wiederum fünf Atemzüge lang. Wenn Sie danach wieder in der Ausgangshaltung stehen, machen Sie einen Schritt nach vorn auf die Matte in den aufrechten Stand.

DREH- UND ANGELPUNKT: DIE BECKENKIPPUNG

Eine richtige Beckenhaltung ist für rückenschonende Vorwärtsbeugen von zentraler Bedeutung. Die leicht zu ertastenden Beckenknochen kippen nach vorn und nach unten. Jede Vorwärtsbeuge sollte aus einer Beugung im Hüftgelenk entstehen und nicht aus einem Abrollen der Wirbel. Auch wenn Sie das Abrollen Wirbel für Wirbel einmal gelernt haben – streichen Sie es aus Ihrem Gedächtnis. Nutzen Sie Ihr Hüftgelenk beim Vorbeugen wie ein Scharnier. Die Wirbel bewegen sich im Verhältnis zueinander kaum. So geht's: Beugen Sie die Beine leicht an, schieben Sie Ihre Sitzhöcker nach oben und kippen Sie ihr Becken nach vorn. So holen Sie den unteren Rücken aus der Rundung. Aktivieren Sie die Bandhas, heben Sie die unteren Rippenbögen an und ziehen Sie Ihre Bauchdecke lang, während das Brustbein sich von der Hüfte weg nach unten bewegt.

INFO

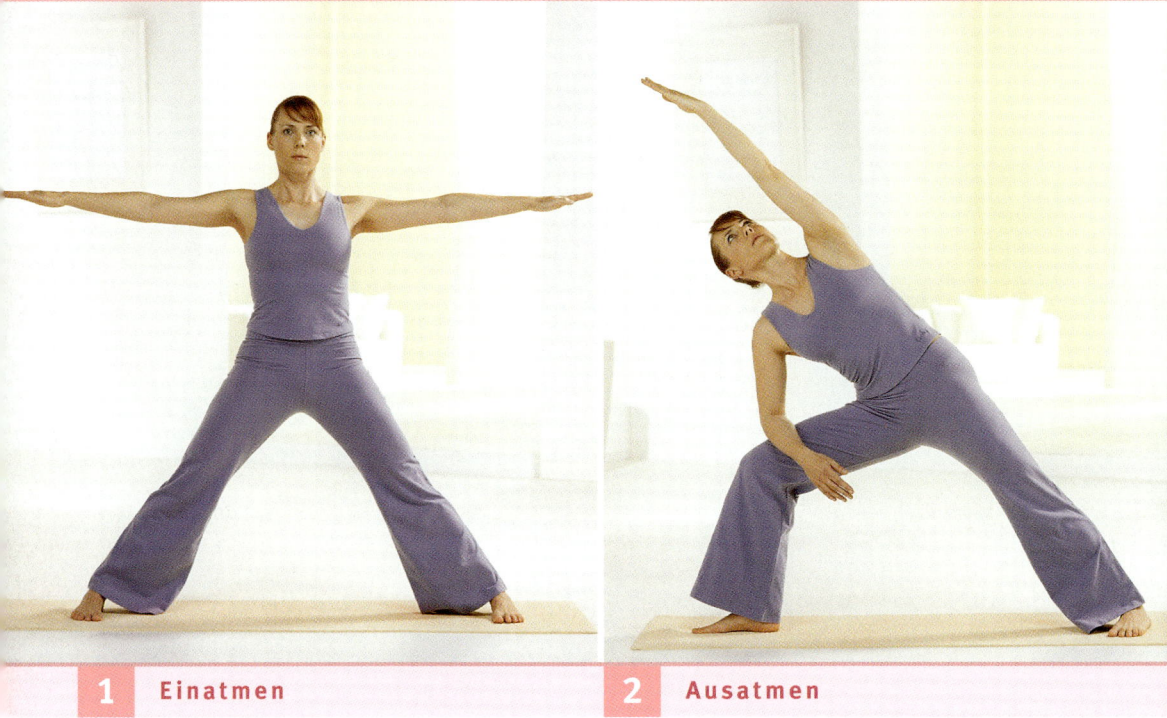

1   Einatmen   **2**   Ausatmen

Tiefes Dreieck (Utthita Parshvakonasana)

Ausgangshaltung

> **Einatmen:** Springen Sie aus dem aufrechten Stand nach rechts quer auf die Matte. Setzen Sie die Füße deutlich weiter auseinander als zuvor, etwa 1,40 m. Die Fußinnenkanten sind zunächst noch parallel und die Arme in Schulterhöhe.

> Heben Sie Ihr Brustbein und achten Sie auf eine korrekte Beckenhaltung. **1**

Haltung einnehmen

> **Ausatmen:** Drehen Sie den rechten Fuß 90° nach rechts und den linken Fuß 10° nach innen. Die Fersen sind auf einer Linie.

> Beugen Sie Ihr rechtes Bein, bis das Knie über dem Knöchel ist und zwischen erster und zweiter Zehe nach vorn zeigt. Das linke Bein bleibt vollständig gestreckt.

> Drücken Sie die Außenkante des linken Fußes fest auf die Matte. Ziehen Sie die linke Hüfte vom vorderen Knie weg.

> Legen Sie den rechten Unterarm auf dem rechten Oberschenkel ab und strecken Sie den linken Arm in Verlän-

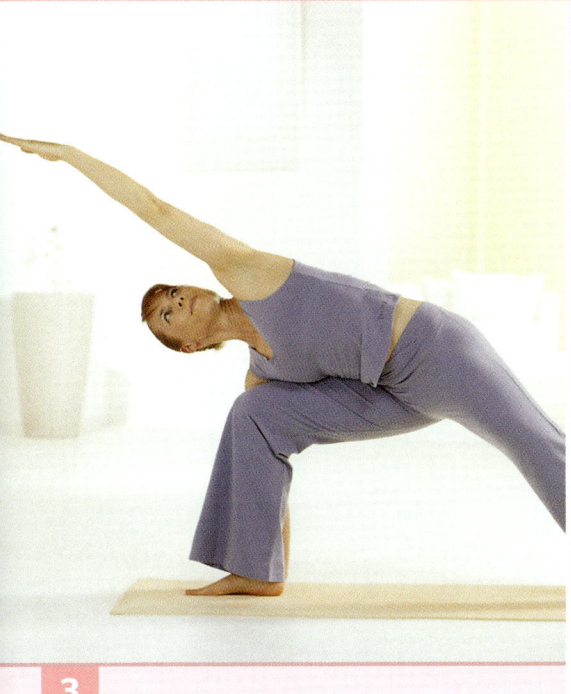

3

Aktivieren Sie bei allen Standpositionen die Muskulatur der Oberschenkel, um die Kniescheibe an der richtigen Stelle zu fixieren. Strecken Sie die Beine ganz durch, überstrecken Sie sie aber nicht dabei. Diese Stabilisierung schont das Kniegelenk. Wenn die Haltung ein gebeugtes Knie vorsieht, sollte es senkrecht über dem Fußknöchel stehen. Lassen Sie es weder vor- noch zurück- und auch nicht nach links oder rechts fallen. Belasten Sie Ihre Fußsohle gleichmäßig, um die knieschonende Haltung zu unterstützen.

gerung der Seitdehnung schräg vor das Gesicht, die Handfläche zeigt nach unten. Drehen Sie Ihr Kinn Richtung Achselhöhle und schauen Sie hoch zur Hand. Ziehen Sie die Schultern weg von den Ohren. Halten Sie die Übung fünf Atemzüge und aktivieren Sie die beiden Bandhas. **2**
> Richten Sie den gesamten Körper – besonders die Hüften – parallel zur langen Mattenseite aus. Ziehen Sie Ihr Schambein zum Nabel hin, um ein Hohlkreuz zu vermeiden.
> Wenn Sie mit der Hüfte tiefer kommen können, legen Sie Ihre rechte Hand am Außenfuß auf den Boden. **3**

> Das Auflegen der Fußaußenkante des gestreckten Beins stärkt besonders die Bänder des Fußgelenks. Aber auch die gesamte linke Körperseite wird bei dieser Übung gedehnt.

Ausgangshaltung einnehmen
> **Einatmen:** Kommen Sie nach oben in die Ausgangshaltung. **1** Wiederholen Sie das Asana auf der linken Seite.
> Danach kommen Sie wieder in die Ausgangshaltung, die nächste Übung folgt direkt im Anschluss. **1**

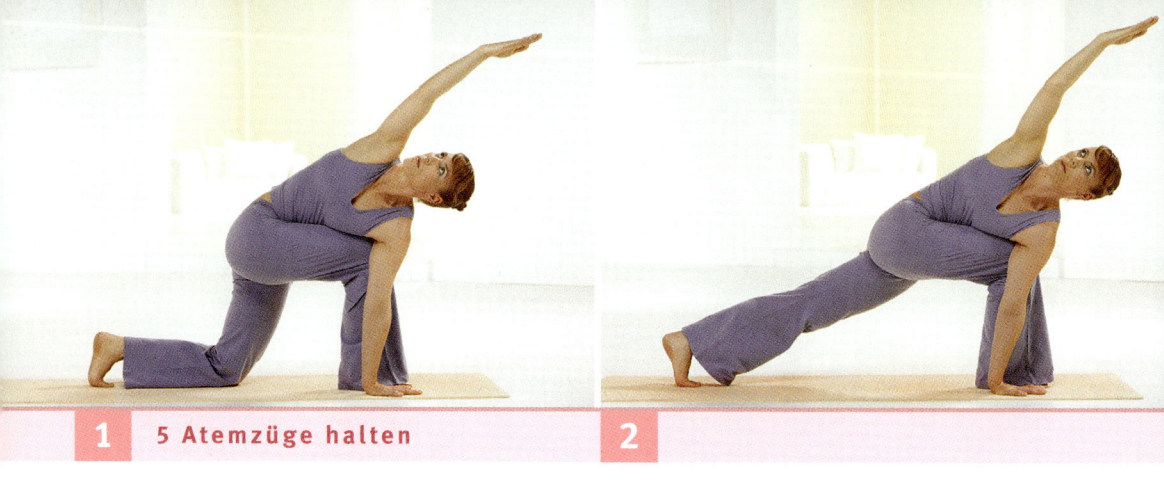

Gedrehtes tiefes Dreieck (Parivritta Parshvakonasana)

> **Ausatmen:** Drehen Sie den rechten Fuß 90° nach rechts und den linken 45° nach innen. Beugen Sie das rechte Bein. Das Knie ist über dem Knöchel. Legen Sie Ihr linkes Knie und Schienbein auf der Matte ab.

> Nun drehen Sie sich aus der Taille nach rechts und kommen dann mit rundem unterem Rücken nach unten – hierbei helfen Ihnen wieder die Bandhas. Versuchen Sie, Ihre linke Hand mit der Handwurzel fest am rechten Außenfuß auf die Matte zu legen. Ihre linke Achselhöhle und ein Teil der Schulter befinden sich rechts neben dem Knie.

> Bringen Sie den rechten Arm gestreckt in Verlängerung der Seitdehnung, die Handfläche zeigt zum Boden.

> Drücken Sie mit Ihrem Knie gegen die linke Schulter und drehen Sie mit Hilfe dieses Gegendrucks in einer Spiraldrehung die Wirbelsäule nach rechts auf. Achten Sie darauf, dass sich das vordere Knie weiterhin über dem Knöchel befindet. Das Kinn dreht sich Richtung rechte Achselhöhle.

> Blicken Sie hoch zur Hand und bleiben Sie fünf Atemzüge so. **1**

> Mit der Zeit können Sie versuchen, das linke Bein mit untergehakten Zehen nach hinten auszustrecken. **2**

> Schließlich drücken Sie in der vollständigen Version die ganze Sohle Ihres linken Fußes mit der Außenkante fest auf die Matte und strecken das linke Bein nach hinten aus. Schieben Sie dabei die rechte Hüfte nach hinten, damit sie parallel zur linken ist.

Ausgangshaltung einnehmen

> **Einatmen:** Kommen Sie nach oben in die Ausgangshaltung.

> Wiederholen Sie die Übung links.

> Wenn Sie danach wieder in der Ausgangshaltung stehen, machen Sie einen Schritt nach vorn auf die Matte in den aufrechten Stand.

Intensive Beindehnungen A – D (Prasarita Padottanasana A – D)

Die folgenden vier Intensiven Beindehnungen dehnen ganz besonders die hintere und speziell die innere Beinmuskulatur. Setzen Sie die Füße weit auseinander, so weit wie es Ihnen bei gestreckten Beinen möglich ist, um die optimale Wirkung zu erreichen. Bewahren Sie in der Haltung eine lange, flache Bauchdecke, um den Rücken zu stützen. Aktivieren Sie die Bandhas und die gesamte Bauchmuskulatur.

Diese Übungen bestehen aus vier Vorbeugen aus der Grätsche heraus, die sich lediglich durch ihre vier Handhaltungen unterscheiden. Sie dehnen nicht nur die auf Englisch so griffig *Hamstrings* genannte hintere Beinmuskulatur, sondern können noch einiges mehr: Sie stärken ebenso Ihren Rücken und Ihre vorderen Oberschenkel (den vierköpfigen Muskel Quadrizeps) und fördern oder stabilisieren Ihr Gleichgewichtsgefühl.

Durch die verschiedenen Handhaltungen werden wichtige Bereiche des Körpers gezielt gedehnt: Bei der Intensiven Beindehnung C sind das etwa der kleine und der große Brustmuskel. Besonders bei »Schreibtischtätern« braucht diese Partie dringend Aufmerksamkeit, um nicht zu sehr zu verkürzen.

Haben Sie keine Angst vor dem Gefühl, nach vorn zu fallen. Um sich zu stabilisieren, aktivieren Sie ganz bewusst die Bandhas. Strecken Sie jedoch niemals – gleichsam als Gegengewicht – den Po nach hinten weg, sondern bleiben Sie mit Füßen, Knien und Hüfte in einer senkrechten Achse. Wenn Sie sich seitlich vor einen Spiegel stellen, können Sie Ihre Haltung gut überprüfen.

Aktivieren Sie bei allen Beindehnungen die Rückenmuskulatur, besonders im Bereich der Brustwirbelsäule, um den Rücken ganz zu strecken, und bewahren Sie eine aktivierte Bauchdecke.

Falls Sie beim Vorbeugen das Gefühl haben, dass zu viel Blut in den Kopf schießt, legen Sie den Kopf leicht in den Nacken, das drosselt die Blutzufuhr ein wenig. Es ist durchaus normal, wenn sich Ihr Gesicht rötet.

Sollte Ihnen beim Hochkommen aus den Beindehnungen schwindelig werden, dann gehen Sie langsam – in zwei Etappen – mit dem Oberkörper zunächst bis auf halbe Höhe und erst nach einigen Atemzügen ganz nach oben.

Wenn Sie schon sehr weit nach unten kommen, dann stützen Sie Ihren unteren Rücken, indem Sie sich über das aktivierte Uddiyana Bandha heben – wie über ein unsichtbares Hindernis.

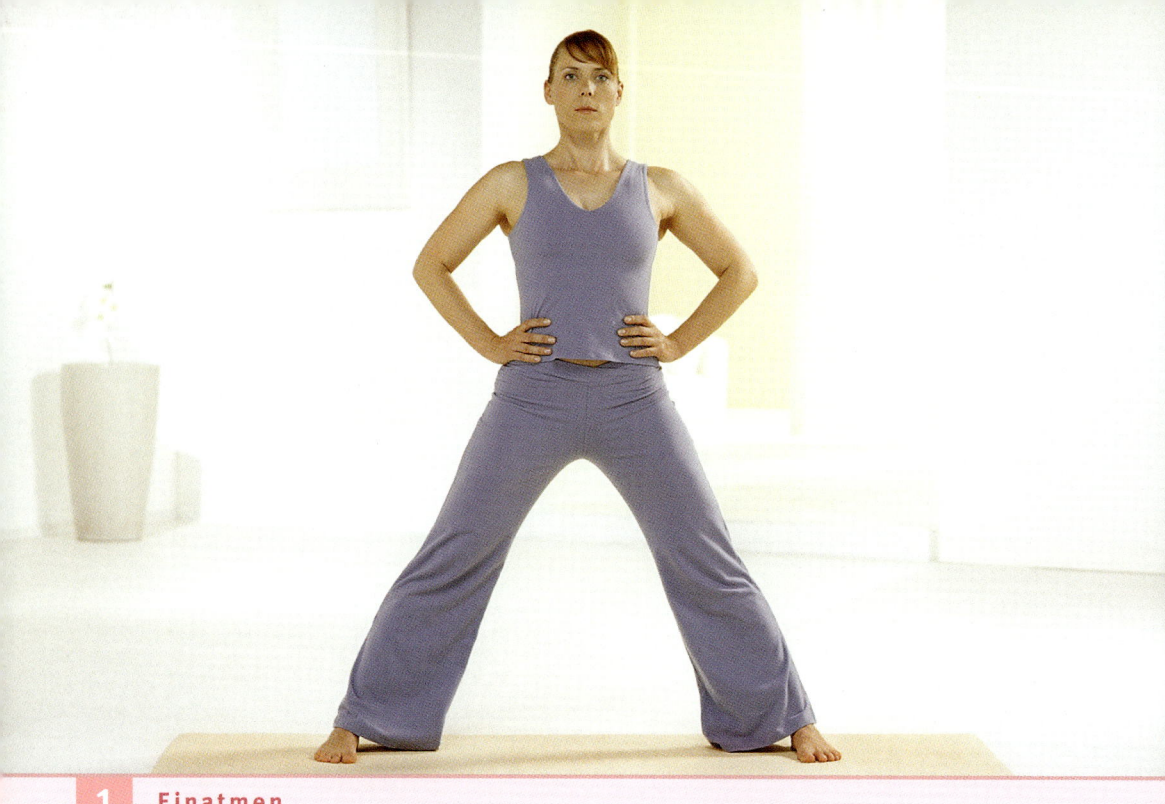

Intensive Beindehnung A (Prasarita Padottanasana A)

Ausgangshaltung

> **Einatmen:** Springen Sie aus dem aufrechten Stand mit der Einatmung nach rechts auf und setzen Sie die Hände direkt in die Taille. Strecken Sie Ihre Beine und aktivieren Sie die gesamte Beinmuskulatur. Die Fußinnenkanten sind parallel. **1**

> Heben Sie das Brustbein zur Decke und richten Sie die Augen nach oben. Bringen Sie Ihr Becken in eine senkrechte Position ganz aufrecht über den Beckenboden.

> **Ausatmen:** Beugen Sie sich aus dem Hüftgelenk nach unten, kippen Sie dabei das Becken nach vorn. Setzen Sie Ihre Handflächen parallel und in Schulterbreite vor sich auf, die Finger zeigen gerade nach vorn. Strecken Sie die Arme und heben Sie Ihren Kopf an. Strecken Sie Ihre Sitzhöcker nach oben.

> **Einatmen:** Schauen Sie nach vorn und heben Sie das Brustbein. Aktivieren Sie die Bandhas. **2** und **3**

Haltung einnehmen

> **Ausatmen:** Kommen Sie etwas tiefer und bewegen Sie den Oberkopf Richtung Boden. Strecken Sie dabei die

Sitzhöcker weiter nach oben, während Sie das Becken weiter nach unten kippen. Die Schwerkraft hilft Ihnen dabei. Achten Sie darauf, dass die Füße parallel stehen und Sie die Beine gestreckt und aktiviert halten. Je weiter Sie nach unten kommen, desto mehr werden automatisch die Arme gebeugt, Ihre Ellbogen zeigen parallel nach hinten. Vergessen Sie Uddiyana und Mula Bandha nicht.

> Der Blick geht zur Nase. Halten Sie das Asana fünf Atemzüge. **4**

> Wenn es nicht möglich ist, Ihre Hände auf den Boden zu legen, dann setzen Sie die Füße etwas weiter auseinander. Oder lassen Sie die Hände in der Taille und beugen Sie sich so weit nach vorn, wie es mit geradem Rücken geht.

> In der fortgeschrittenen Variante liegt der Oberkopf auf dem Boden, und der Rücken streckt sich nahezu senkrecht nach unten. So tief zu kommen ist jedoch nur sinnvoll, wenn Sie dabei die Beine gestreckt und aktiviert lassen und den unteren Rücken nicht runden.

> **Einatmen:** Strecken Sie die Arme, heben Sie Kopf und Brustbein an und schauen Sie nach vorn. **2**

> **Ausatmen** und so bleiben.

> **Einatmen:** Setzen Sie die Hände in die Taille und kommen Sie aus dem Hüftgelenk mit geradem Rücken wieder nach oben in die Ausgangshaltung. **1**

> **Ausatmen** und so bleiben.

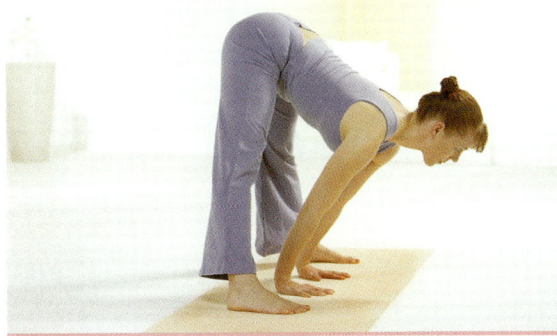

2 Ausgangshaltung von der Seite

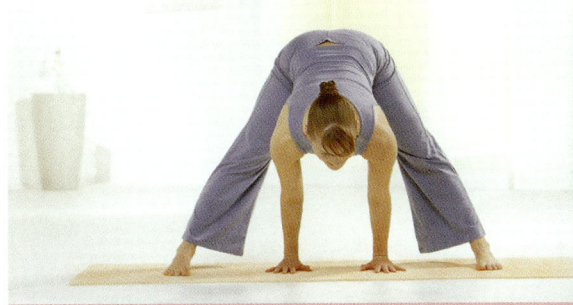

3 Ausgangshaltung von vorn

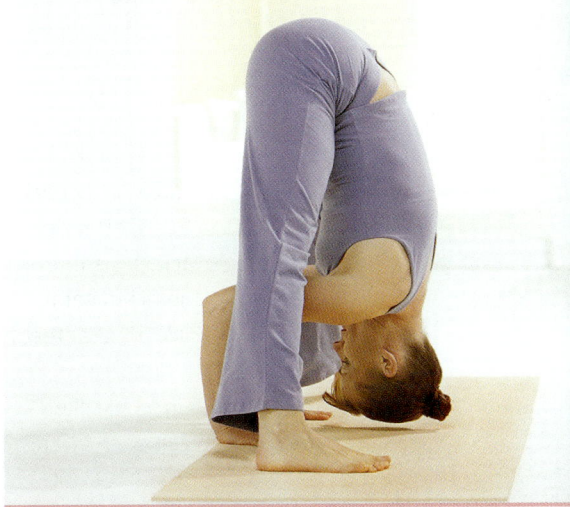

4 5 Atemzüge halten

75

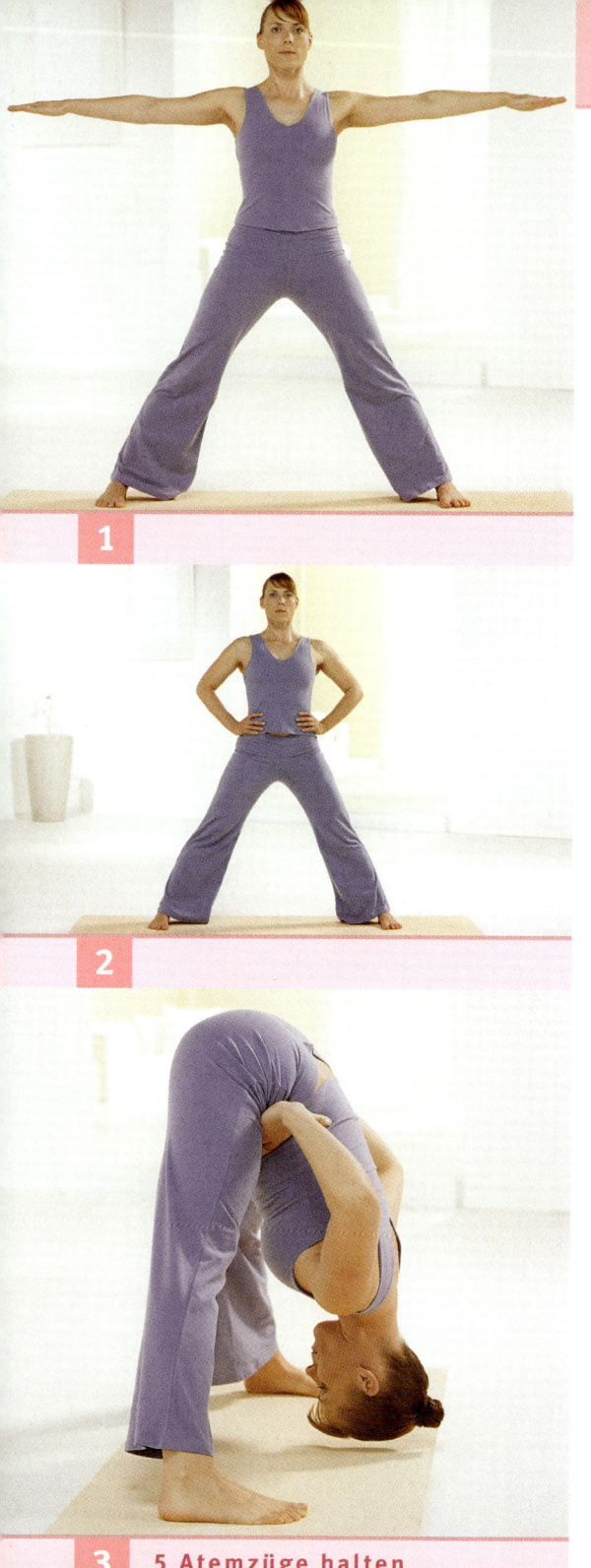

1

2

3 5 Atemzüge halten

Intensive Beindehnung B (Prasarita Padottanasana B)

Ausgangshaltung

> **Einatmen:** Heben Sie die gestreckten Arme in Schulterhöhe an, die Ellbogen zeigen nach hinten, die Handflächen nach unten. 1

> **Ausatmen:** Setzen Sie die Hände zurück in die Taille. Dies ist ein aktiver, fester Griff! 2

> **Einatmen:** Heben Sie das Brustbein und den Blick an, ohne den Kopf zu weit in den Nacken zu legen.

Haltung einnehmen

> **Ausatmen:** Beugen Sie sich aus dem Hüftgelenk nach unten. Die Hände bleiben in der Taille. Die Beine sind gestreckt, und die gesamte Beinmuskulatur ist aktiviert.

> Strecken Sie die Sitzhöcker nach oben. Das Brustbein bewegt sich Richtung Boden, später auch der Oberkopf.

> Blickpunkt ist die Nase. Bleiben Sie fünf tiefe gleichmäßige Atemzüge mit aktivierten Bandhas in der Übung. 3

> **Einatmen:** Kommen Sie mit gerader Rückenlinie nach oben. Strecken Sie weiterhin die Beine und aktivieren Sie die Muskulatur. 2

> **Ausatmen** und so bleiben.

Intensive Beindehnung C (Prasarita Padottanasana C)

Ausgangshaltung

> **Einatmen:** Heben Sie die Arme auf Schulterhöhe an. Die Fußinnenkanten bleiben parallel. **1**

> **Ausatmen:** Verschränken Sie Ihre Finger hinter dem Rücken, schieben Sie die Fingerwurzeln beider Hände zueinander und drehen Sie die Handflächen über außen nach unten. **4** Strecken Sie die Arme vom Po weg.

> **Einatmen:** Heben Sie Ihr Brustbein und blicken Sie mit einem Augenaufschlag zur Decke. **5**

Haltung einnehmen

> **Ausatmen:** Beugen Sie sich aus dem Hüftgelenk nach unten. Strecken Sie Ihre Arme und drücken Sie die Handflächen zunächst Richtung Decke. Bewegen Sie die Arme dann hinter Ihrem Kopf Richtung Boden. Ihr Brustbein zieht weg von den Händen. Bringen Sie Ihren Oberkopf und die verschränkten Hände mit der Zeit immer mehr Richtung Boden. Lassen Sie die Beine gestreckt und aktiviert.

> Blickpunkt ist die Nase. Halten Sie diese Position fünf Atemzüge. **6**

> **Einatmen:** Kommen Sie mit gerader Rückenlinie nach oben. Aktivieren Sie die Beinmuskulatur. **5**

> **Ausatmen** und so bleiben.

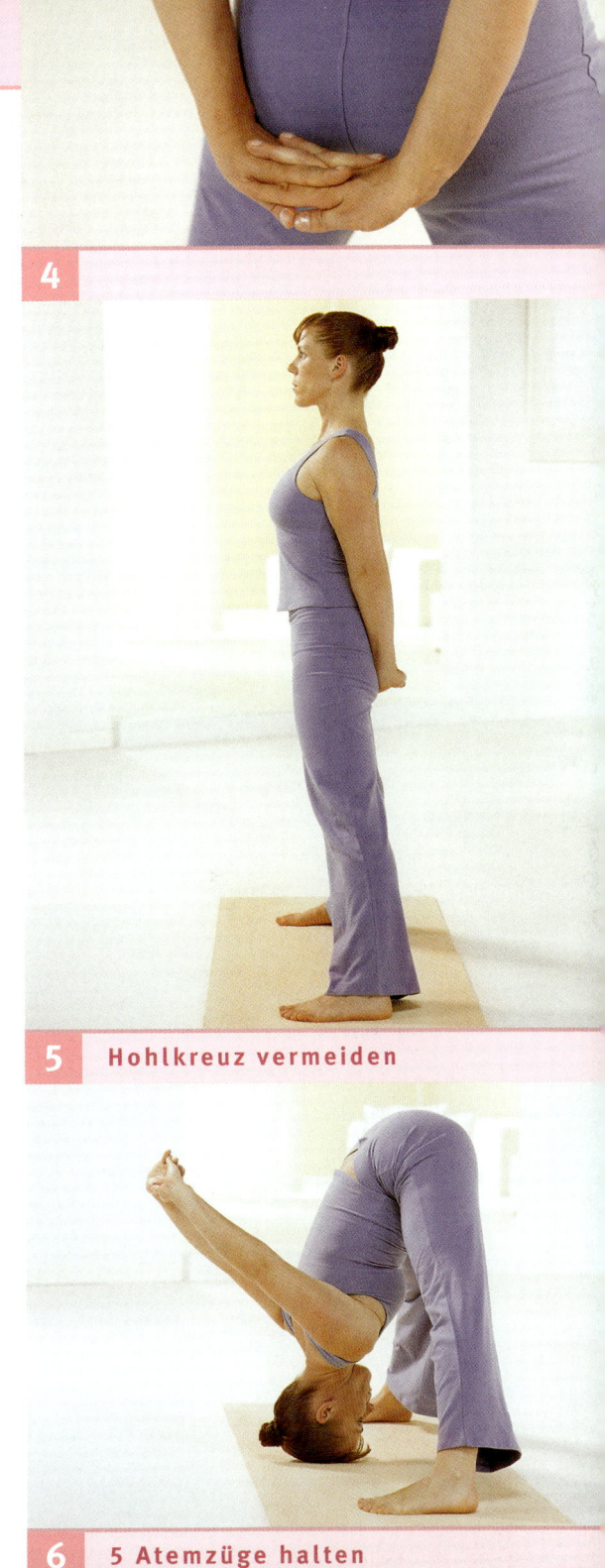

4

5　Hohlkreuz vermeiden

6　5 Atemzüge halten

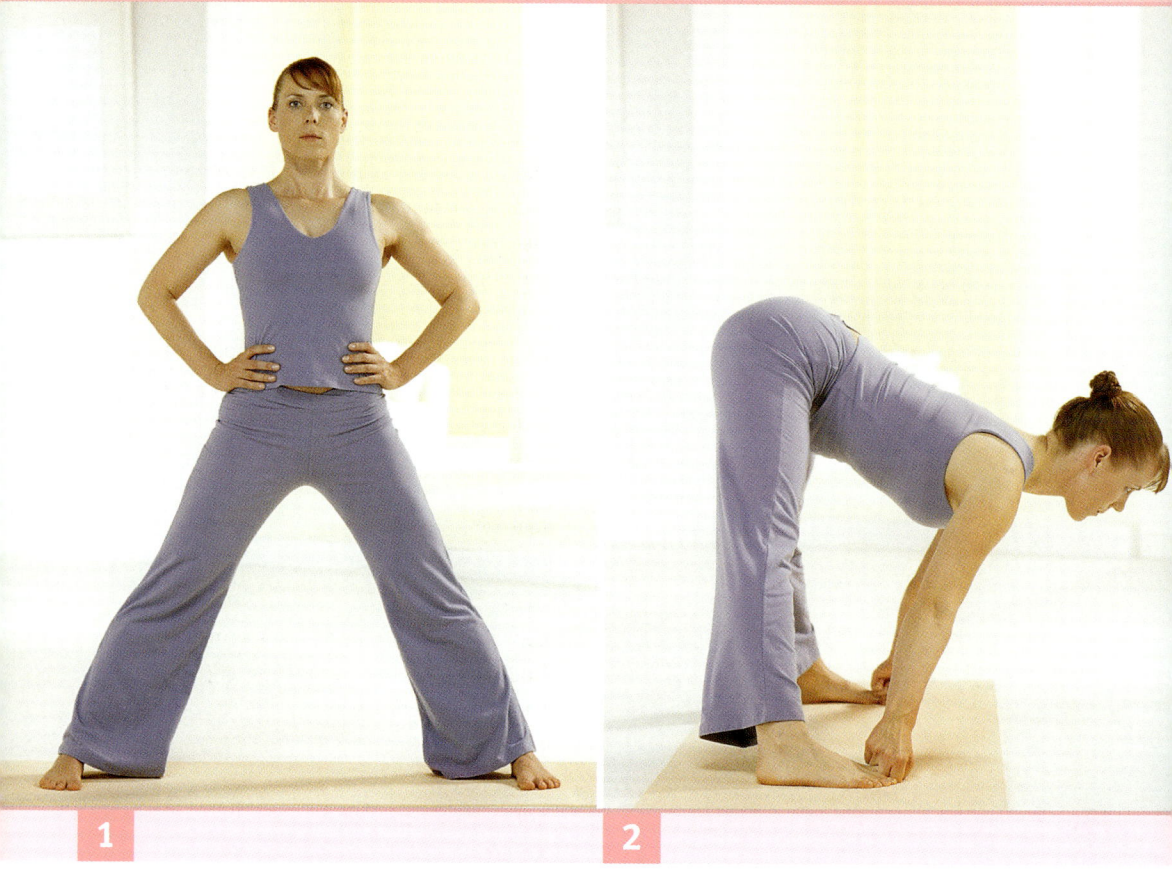

Intensive Beindehnung D (Prasarita Padottanasana D)

Ausgangshaltung

> **Einatmen:** Setzen Sie die Hände in die Taille. Strecken Sie Ihre Beine und aktivieren Sie die Beinmuskulatur. Die Fußinnenkanten sind parallel. Heben Sie das Brustbein zur Decke und heben Sie den Blick an. Bringen Sie Ihr Becken in eine senkrechte Position über den Beckenboden. **1**

> **Ausatmen:** Beugen Sie sich aus dem Hüftgelenk nach unten und kippen Sie dabei das Becken nach vorn. Greifen Sie Ihre beiden großen Zehen in Vishnu Mudra (Seite 63). Die Arme sind dabei noch gestreckt. Schieben Sie Ihre Sitzhöcker zuerst nach hinten, dann nach oben.

> **Einatmen:** Schauen Sie nach vorn und heben Sie den Kopf und das Brustbein. Aktivieren Sie Uddiyana und Mula Bandha. **2**

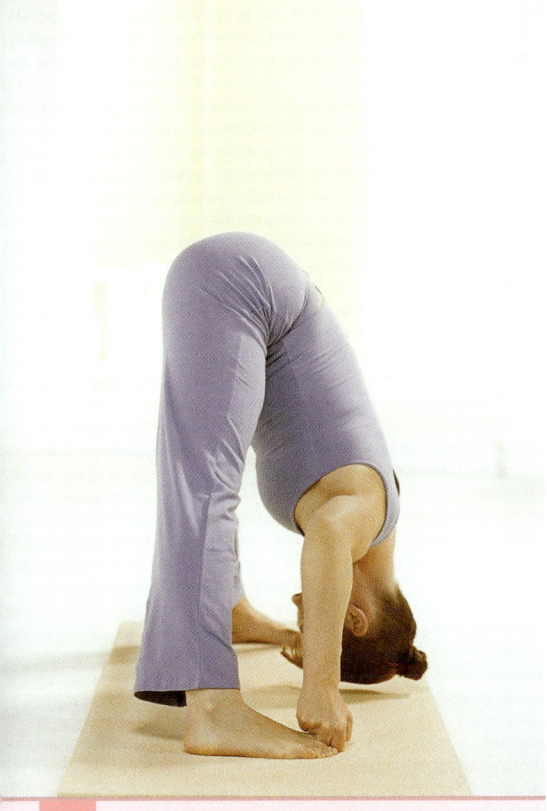

3   **5 Atemzüge halten**

Haltung einnehmen

> **Ausatmen:** Kommen Sie etwas tiefer und bewegen Sie zuerst das Brustbein und später auch den Oberkopf in Richtung Boden.

> Strecken Sie dabei die Sitzhöcker weiter nach oben und kippen Sie das Becken weiter nach unten. Die Füße bleiben parallel, die Beine gestreckt und aktiviert. Je weiter Sie nach unten kommen, desto mehr beugen sich die Arme. Bewegen Sie Ihre Ell-

bogen zur Seite und halten Sie die Handrücken in einer Linie mit den senkrecht stehenden Unterarmen. **3**

> Der Blick geht zur Nase. Halten Sie das Asana fünf Atemzüge mit aktivierten Bandhas.

> Falls Ihnen die Haltung unangenehm ist oder Ihr unterer Rücken rund wird, können Sie die Handhaltung der Beindehnung A (ab Seite 74) einnehmen. Legen Sie dafür die Handflächen in Schulterbreite auf den Boden und beugen Sie sich nach unten.

> In der fortgeschrittenen Variante liegt der Oberkopf auf dem Boden und der Rücken streckt sich in die Länge, fast senkrecht nach unten.

> **Einatmen:** Strecken Sie die Arme, heben Sie Kopf und Brustbein an und schauen Sie nach vorn. **2**

> **Ausatmen** und so bleiben.

> **Einatmen:** Setzen Sie die Hände in die Taille und kommen Sie aus dem Hüftgelenk mit gerader Rückenlinie nach oben in die Ausgangshaltung. **1**

> **Ausatmen:** Machen Sie einen Schritt nach vorn in den aufrechten Stand.

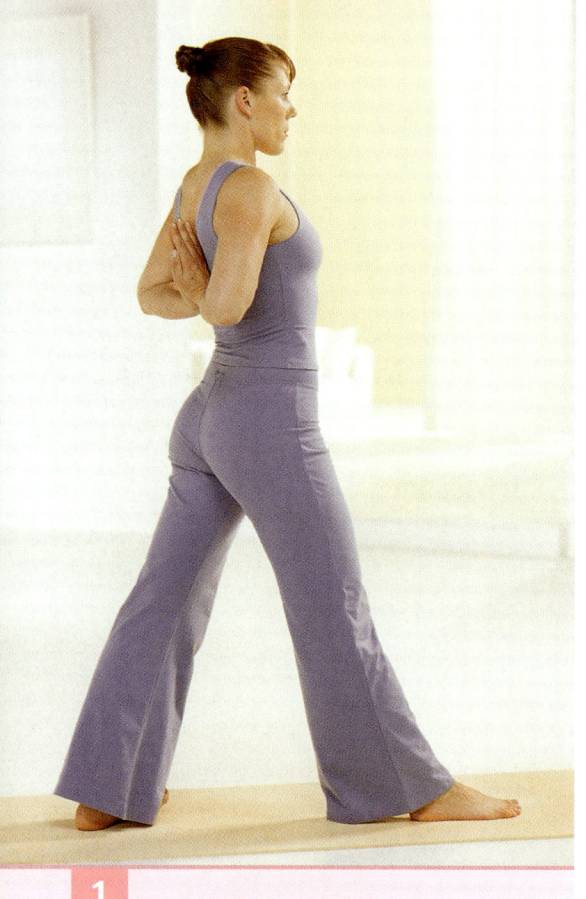

1

Gedrehte Vorbeuge (Parshvottanasana)

Ausgangshaltung

> **Einatmen:** Springen Sie aus dem aufrechten Stand rund einen Meter breit nach rechts auf. Drehen Sie den rechten Fuß 90° nach rechts und den linken Fuß 45° nach innen. Die Fersen sind auf einer Linie. Richten Sie Ihre Hüften parallel zum kurzen Mattenende aus, die linke darf dabei etwas hinten bleiben.

> Heben Sie die Arme auf Schulterhöhe und legen Sie Ihre Hände auf dem Rücken in Höhe der Brustwirbelsäule zusammen. **1** Diese Handhaltung heißt Anjali Mudra. **2** Sie können auch die Unterarme hinter dem Rücken greifen und die Schulterblätter zusammenschieben. **3**

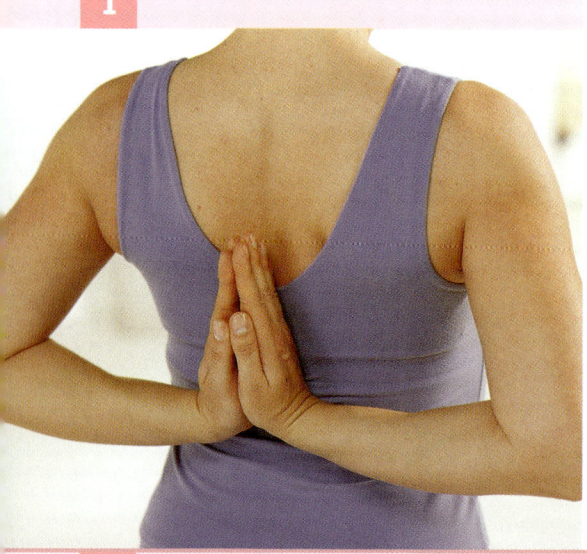

2

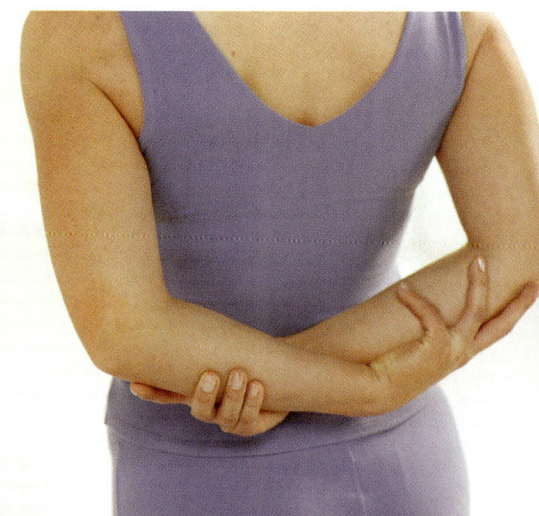

3 Hohlkreuz vermeiden

> Strecken Sie beide Beine, aktivieren Sie die Muskulatur und heben Sie Ihr Brustbein an. **1**

Haltung einnehmen

> **Ausatmen:** Beugen Sie sich aus dem Hüftgelenk nach vorn. Die Hüften bleiben parallel. Bringen Sie Ihr Kinn Richtung rechtes Schienbein. Belasten Sie beide Füße gleichmäßig nach dem Dreipunktestand (Seite 63). Vermeiden Sie einen runden unteren Rücken, indem Sie sich mit langer Bauchdecke nach unten strecken. Lassen Sie die Beine gestreckt und blicken Sie zur Nase. **4** Halten Sie die Übung fünf Atemzüge oder länger mit aktivierten Bandhas. Bei dieser Übung spüren Sie die Dehnung besonders im Bereich der vorderen Kniekehle und in der Wade.

Seitenwechsel

> **Einatmen:** Kommen Sie aus dem Hüftgelenk nach oben und drehen Sie sich über die Fersen nach links in die Ausgangshaltung. Auf diese Weise bleiben die Fersen in einer Linie parallel zur Mattenseite.
> **Ausatmen:** Wiederholen Sie das Asana auf der linken Seite.
> **Einatmen:** Kommen Sie aus dem Hüftgelenk nach oben und setzen Sie die Füße zunächst parallel.
> **Ausatmen:** Kommen Sie für den aufrechten Stand nach vorn auf die Matte und lassen Sie dort die Arme sinken.

Hier endet das Basisprogramm für Einsteiger. In den ersten Wochen ist es ausreichend, wenn Sie diese Übungen ein- bis dreimal pro Woche trainieren. Wählen Sie lieber dieses kleine Programm und üben Sie dafür öfter, bevor Sie den nächsten Schritt gehen. Im Ashtanga Yoga ist weniger oft mehr.
Noch einmal zur Erinnerung: Falls Ihnen eine Haltung nicht zusagt, üben Sie sie trotzdem. Ihr Körper braucht vermutlich genau diese Dehnung. Wenn Sie nach einigen Wochen zügig mit dem Training durchkommen, können Sie zusätzlich das folgende Aufbauprogramm üben. Jedes Training beginnt jedoch immer mit dem gesamten Basisprogramm und wird dann erweitert.

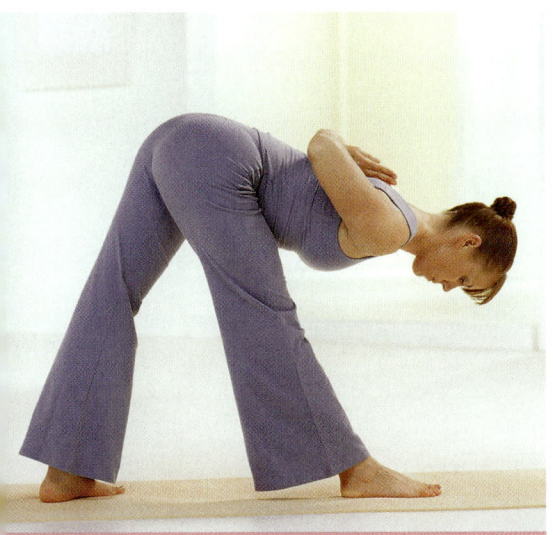

4

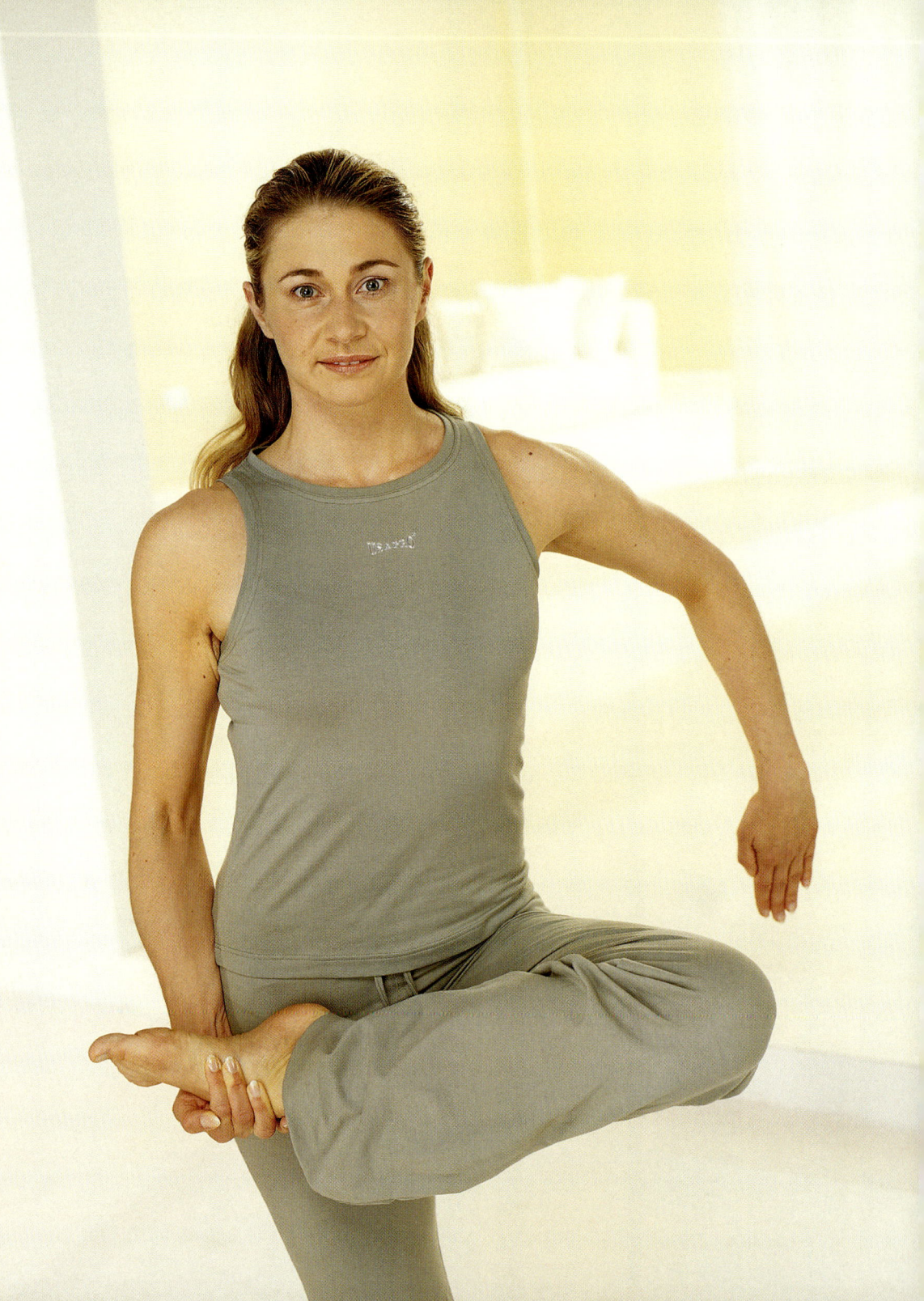

Aufbauprogramm

Haben Sie den Spaß am Ashtanga Yoga
entdeckt und fühlen sich fit für mehr? Dann
nutzen Sie Ihren Schwung für das Aufbauprogramm! Entscheidend ist Ihr persönliches
Empfinden: Wenn Sie sich noch frisch fühlen,
machen Sie einfach weiter. Ihr Körper ist
durch das Basisprogramm geschmeidig und
gestärkt, sodass Sie die Balance-Übungen,
die Kriegersequenz und die Sitzpositionen
locker angehen können.

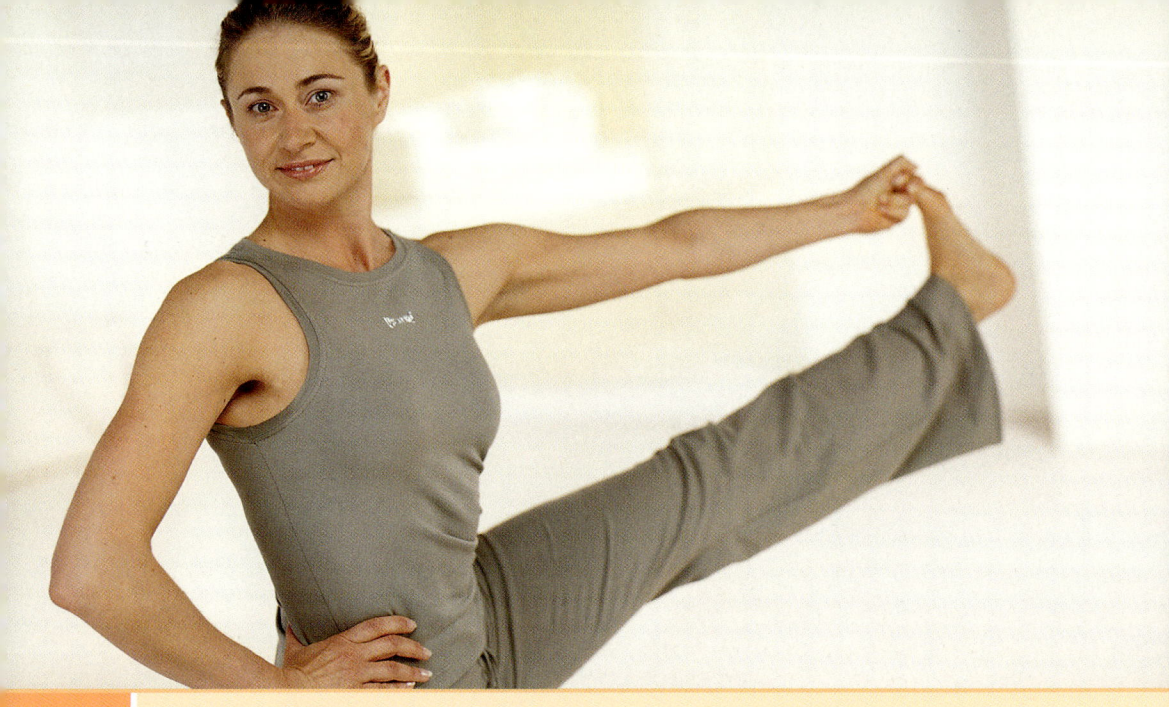

Balance und Beweglichkeit

Die folgenden Haltungen verlangen etwas Konzentration, doch dafür haben sie großartige Wirkungen: Sie dehnen Ihre Hüften, die vom vielen Sitzen manchmal etwas steif geworden sind. Regelmäßiges Üben gibt Ihnen Schritt für Schritt die Beweglichkeit zurück, die Ihren Gang locker und schwungvoll macht. Auch die hintere Beinmuskulatur wird weiter gedehnt, und Ihre Beine werden gekräftigt und geformt. Durch die Balance-Übungen wird besonders die Tiefenmuskulatur des Rumpfes aktiviert.

Außerdem schulen Sie Ihren Gleichgewichtssinn und die Koordinationsfähigkeit. Schenken Sie Ihrer Atmung und den Bandhas (Seite 13 und Seite 39) viel Aufmerksamkeit und schöpfen Sie daraus Standfestigkeit.
Alle Übungen werden fünf Atemzüge gehalten, doch Sie können sie auch verlängern. Absolvieren Sie immer das ganze Basisprogramm vorab. Lassen Sie keine Haltung aus! Übungen, die Ihnen nicht so liegen, sollten Sie ganz besonders aufmerksam ausführen!

1. Balance-Haltung

Schritt A (Utthita Hasta Padangushthasana)

> **Einatmen:** Setzen Sie Ihre linke Hand so in die Taille, dass die Fingerspitzen nach vorn und der Daumen nach hinten zeigen. Greifen Sie fest zu.

> Heben Sie das rechte Bein und umfassen Sie es mit der rechten Hand unterhalb des Knies.

> Richten Sie Brustbein und Becken auf und aktivieren Sie Uddiyana und Mula Bandha. **1**

> Fixieren Sie einen Punkt in Augenhöhe und bleiben Sie fünf Atemzüge so.

Schritt B (Utthita Parshvasahita)

> **Ausatmen:** Bringen Sie das Bein mit der Hand zur rechten Seite, ohne dass sich die linke Hüfte mitdreht.

> Drehen Sie den Kopf nach links und blicken Sie über die linke Schulter in die Ferne. Ziehen Sie dabei nicht die rechte Hüfte nach oben oder nach hinten, sondern bewegen Sie nur das Bein. **2** Bleiben Sie fünf Atemzüge so.

1 5 Atemzüge halten

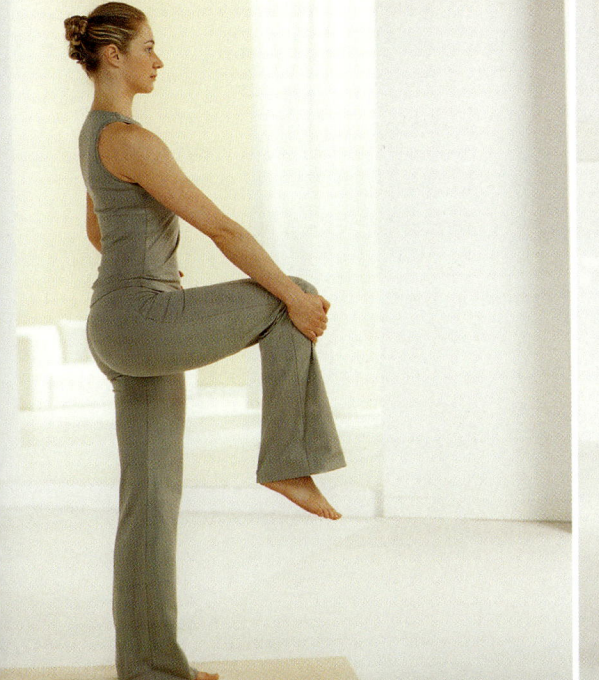

2 5 Atemzüge halten

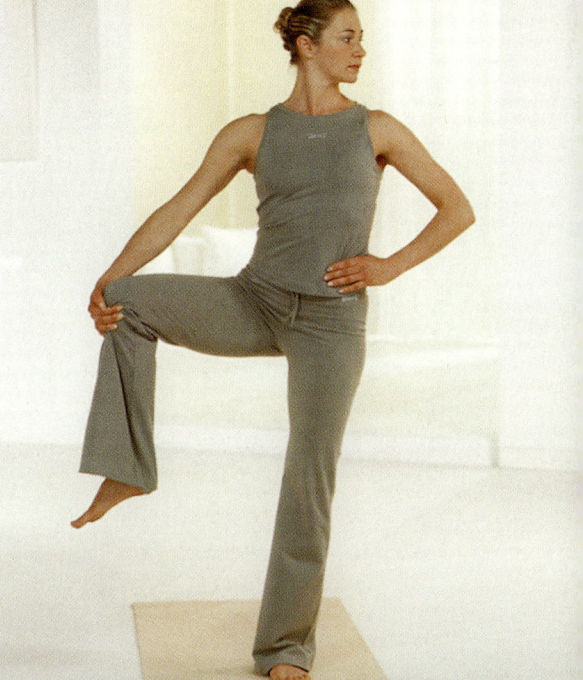

Achten Sie in den Gleichgewichts-positionen auf ein gestrecktes Standbein! Kippen Sie das Becken nicht nach hinten oder zur Seite, sondern richten Sie es auf. Konzentrieren Sie sich auf den Blickpunkt und die tiefe, gleichmäßige Ujjayi-Atmung.

Schritt C (Utthita Eka Padasana)

> **Einatmen:** Führen Sie das Bein wieder zurück nach vorn, lassen Sie es los und strecken Sie es bis zu den Zehenspitzen, ohne den Fuß abzusetzen.

> Setzen Sie beide Hände in die Taille. Heben Sie das gestreckte Bein so hoch wie möglich. Nutzen Sie dazu vor allem die Bandhas sowie Oberschenkel- und Pomuskulatur. Weichen Sie nicht mit dem Oberkörper nach hinten aus, sondern arbeiten Sie aus der stabilen Körpermitte heraus.

> Atmen Sie ruhig und tief und richten Sie sich auf. **1** Blicken Sie auf die Zehen des ausgestreckten Beins. Nach fünf Atemzügen senken Sie das Bein mit der **Ausatmung** ab. Wiederholen Sie die Übung auf der anderen Seite.

> Diese Übung lockert und dehnt die starken Bänder der Hüfte, die den Oberschenkelknochen fest im Hüftgelenk halten.

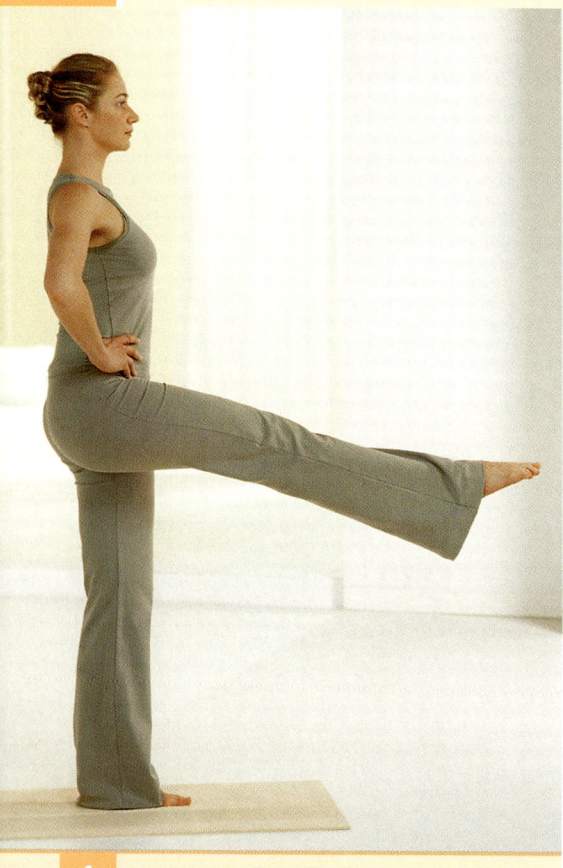

1 5 Atemzüge halten

Variante I für Fortgeschrittene

Wenn die Haltung keine Herausforderung mehr für Sie darstellt, greifen Sie in Schritt A (Seite 85) und Schritt B (Seite 85) die große Zehe in Vishnu Mudra: Dafür umfassen Sie mit Zeige- und Mittelfinger der rechten Hand die rechte große Zehe.

> Strecken Sie das gehobene Bein nun so weit wie möglich aus, es kann jedoch bei diesen beiden Positionen zunächst leicht gebeugt sein. **2** Achten Sie ganz besonders darauf, dass Sie Ihre Aufrichtung beibehalten und der Fuß des Standbeins weiter gerade nach vorn zeigt.

> Der Blick geht zu den Zehen.

> Wenn Sie Ihr gehobenes Bein in Schritt B (Seite 85) zur Seite führen, weichen Sie nicht mit der Hüfte nach hinten oder nach oben aus, sondern halten Sie beide Hüftseiten parallel und aufrecht, heben Sie das Brustbein an. **3**

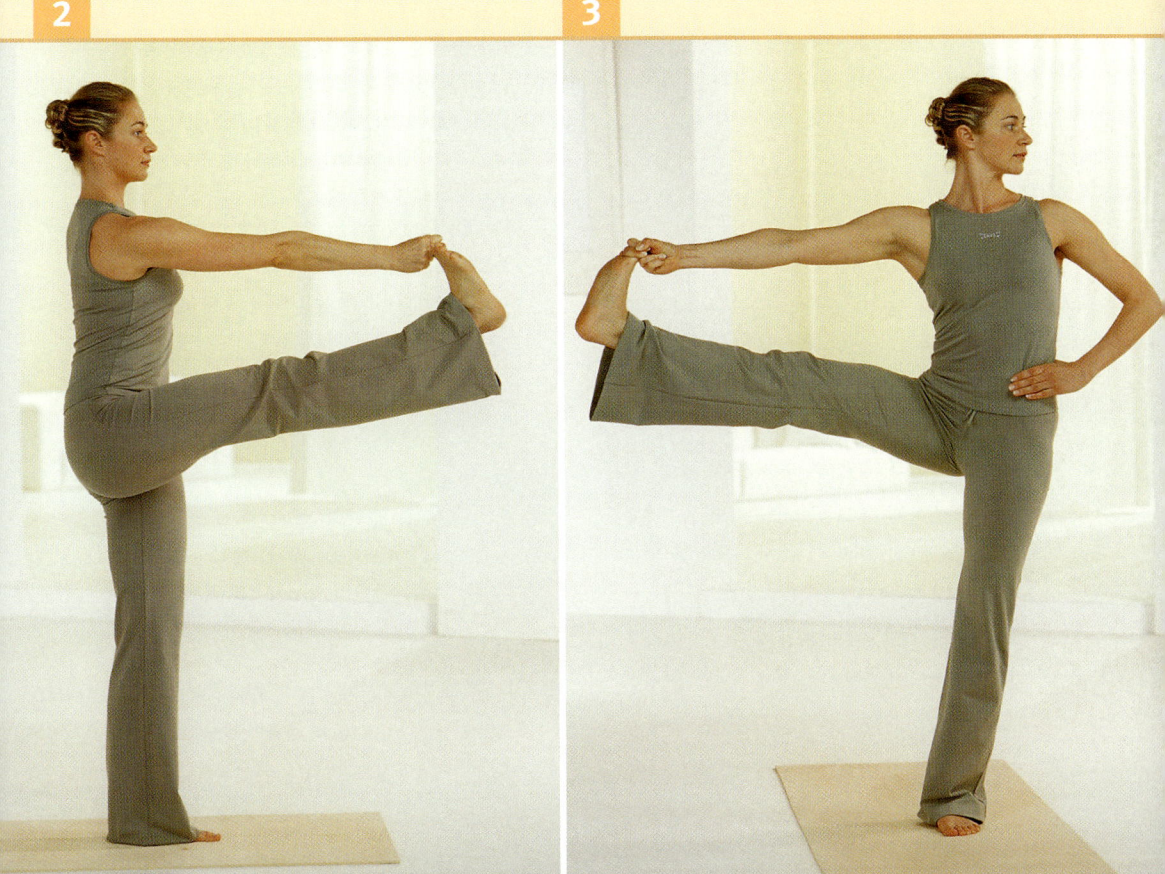

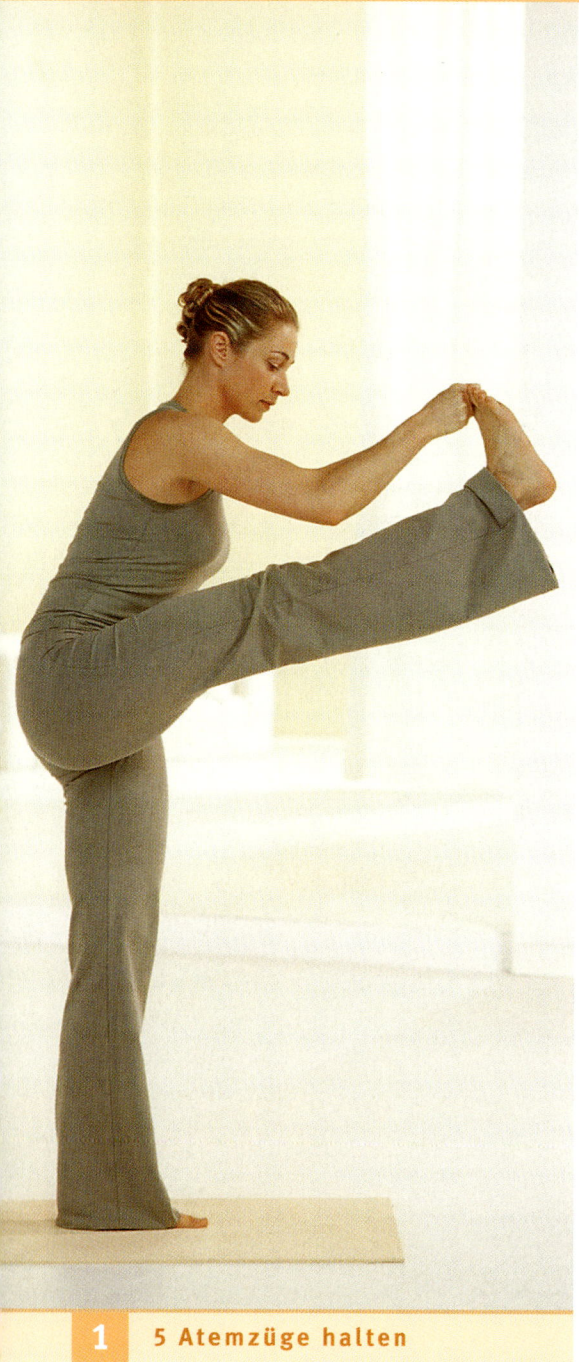

1 5 Atemzüge halten

Variante II für Fortgeschrittene

Wenn Sie mit der Variante I gut zurecht-
kommen, können Sie die volle Übung
(Purvamasana) angehen:

> Dazu greifen Sie mit der Einatmung die
große Zehe in Vishnu Mudra (Seite 87,
Variante I), die linke Hand fasst in die
Taille.

> Ausatmen: Schieben Sie das Brustbein
und das Kinn nach vorn und etwas nach
unten, Ihr Bein bewegt sich nach oben.
Sie können das gehobene Bein zunächst etwas beugen, später wird es
gestreckt. Bleiben Sie so fünf Atemzüge, der Blick geht zu den Zehen. **1**

> Einatmen: Richten Sie sich auf.

> Ausatmen: Führen Sie das rechte Bein
gestreckt zur Seite, strecken Sie Ihr
Standbein und heben Sie das Brustbein. Der Fuß bleibt auf der Matte gerade nach vorn gerichtet.

> Blicken Sie dabei über die linke Schul-
ter in die Ferne (Seite 87, **3**). Halten
Sie die Übung fünf Atemzüge.

> Einatmen: Führen Sie das Bein ge-
streckt zurück.

> Ausatmen: Ziehen Sie noch einmal
Kinn und Brustbein nach vorn in Richtung Schienbein. **1**

> Einatmen: Richten Sie sich auf und
lassen Sie das gehobene Bein los. Setzen Sie beide Hände in die Taille und
heben Sie das gestreckte Bein so weit

wie möglich an (Seite 86 **1**). Halten
Sie die Übung fünf Atemzüge.

> **Ausatmen:** Setzen Sie das Bein wieder
auf der Matte ab.
> Wiederholen Sie die Übung links.

2. Balance-Haltung (Ardha Baddha Padmottanasana)

Variante für Einsteiger

> **Einatmen:** Heben Sie den rechten Fuß
und legen Sie ihn vorsichtig hoch in die
linke Leiste, die Ferse geht Richtung Nabel. Die Fußsohle dreht sich dabei nach
oben. Um Ihr Knie zu schützen, halten
Sie es weit oben und vorn (lassen Sie
es nicht nach unten fallen und drücken
Sie es nicht zur Seite). Mit dieser Bein-
haltung sind Sie im halben Lotus.
> Greifen Sie mit der linken Hand von
hinten unter den rechten Fußspann.
> Strecken Sie den rechten Arm nach
vorn aus und führen Sie ihn in einem
weiten Bogen über die Seite hinter
Ihren Rücken.
> Versuchen Sie, mit der rechten Hand
die linke Ellbeuge zu fassen. Schieben
Sie dazu die Schulterblätter zusammen
und öffnen Sie den Brustkorb. **2**
> Bleiben Sie zunächst fünf Atemzüge in
dieser Haltung und wiederholen Sie die
Übung auf der anderen Seite.

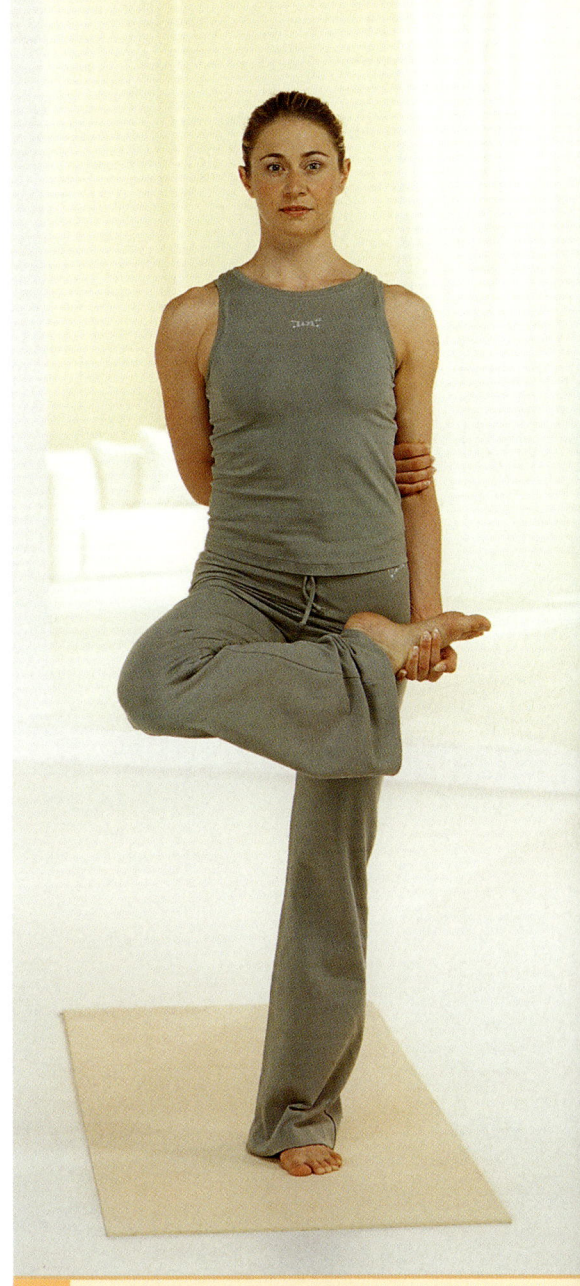

2   5 Atemzüge halten

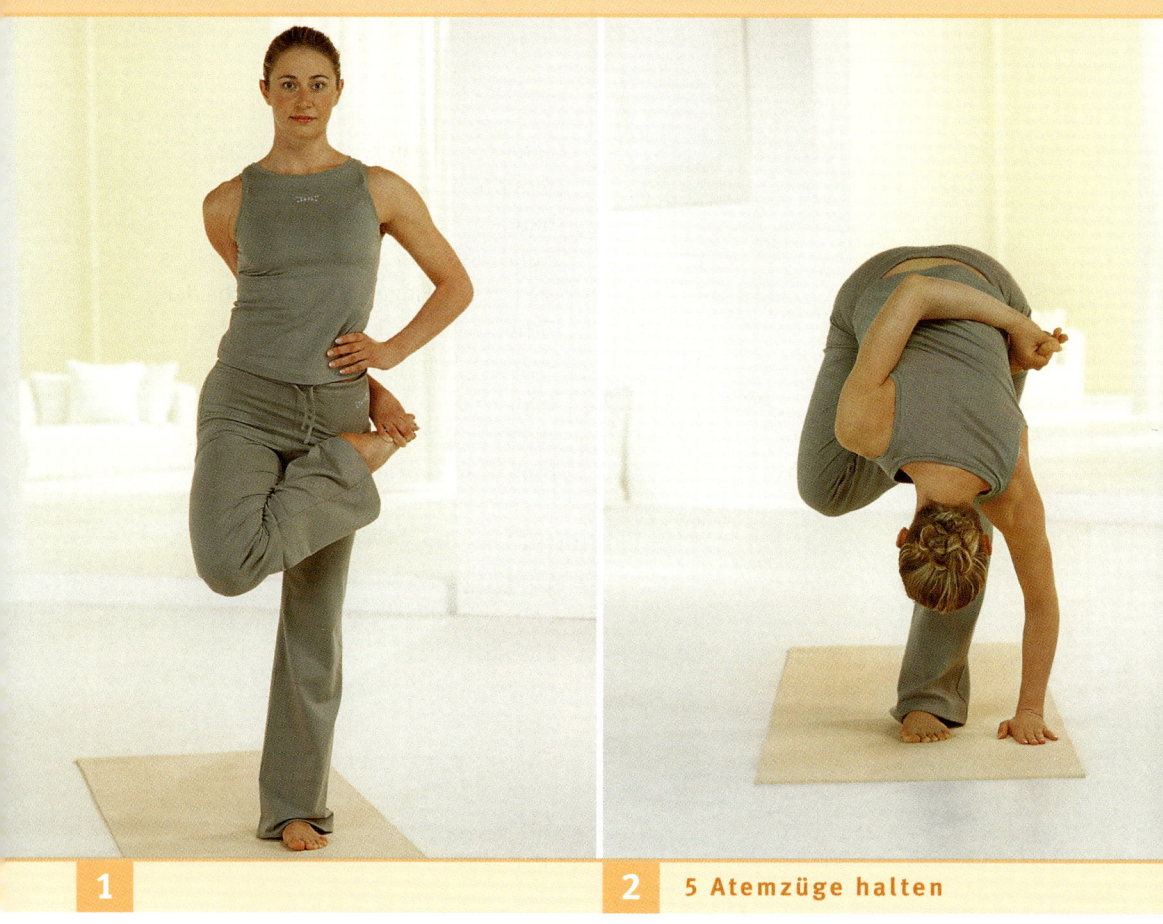

1

2 **5 Atemzüge halten**

Variante I für Fortgeschrittene

Ausgangshaltung

> **Einatmen:** Wenn es Ihnen leicht fällt, den Fuß in die Leiste zu legen und die Ellbeuge zu greifen (Seite 89), schieben Sie den rechten Arm weiter um die Taille und fassen Sie mit der rechten Hand den rechten Fuß.

> Greifen Sie den Spann und einen Teil der Zehen. Ziehen Sie die Zehen des rechten Fußes Richtung Spann, um mit der großen Zehe einen Haken zu bilden, sodass Sie mit den Fingern nicht abrutschen.

> Dann lösen Sie die linke Hand vom Fuß und setzen sie in die Taille. **1** Stabilisieren Sie zunächst Ihr Gleichgewicht und bleiben Sie fünf Atemzüge in dieser Haltung. Wiederholen Sie die Übung auf der anderen Seite.

> Vermeiden Sie ein Hohlkreuz.

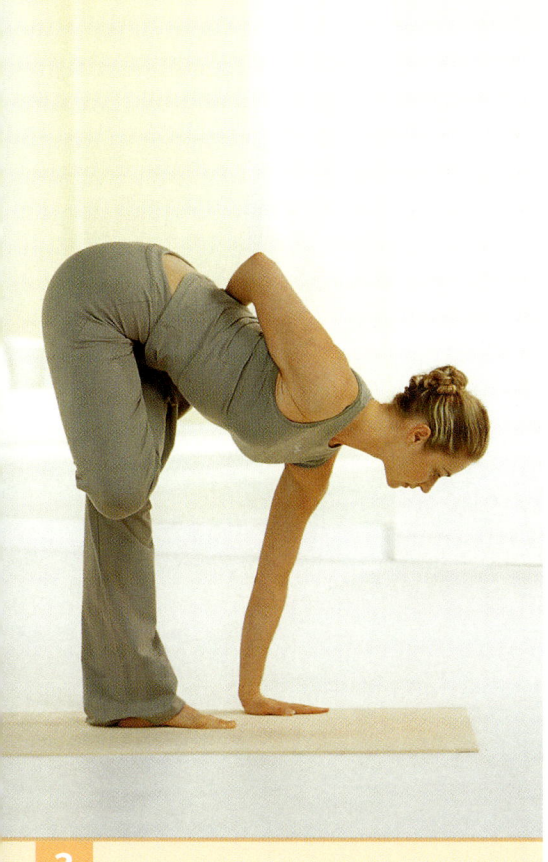

3

Variante II für Fortgeschrittene

Haltung einnehmen

Nehmen Sie die Ausgangshaltung (Variante I für Fortgeschrittene) ein, jedoch ohne darin fünf Atemzüge zu bleiben. **1**

> **Ausatmen:** Lösen Sie die linke Hand von der Taille, beugen Sie sich aus der Hüfte nach unten und steuern Sie mit der Handfläche einen Punkt neben Ihrem linken Fuß auf dem Boden an.

Legen Sie die linke Hand dort auf, das Standbein kann zunächst etwas gebeugt sein. Anfangs können Sie die Hand weit vorn aufsetzen, später liegt sie mit den Fingerspitzen in Höhe der Zehen auf dem Boden. Der Kopf senkt sich mit dem Gesicht Richtung Schienbein ab. **2**

> Blicken Sie zur Nase und bleiben Sie fünf Atemzüge in dieser Haltung.

Zurück in die Ausgangshaltung

> **Einatmen:** Strecken Sie den Rücken, heben Sie das Brustbein und schauen Sie nach vorn. Die Hand bleibt zunächst noch auf dem Boden. **3**
> **Ausatmen** und so bleiben.
> **Einatmen:** Kommen Sie wieder nach oben. **1** Lösen Sie den rechten Arm mit der Hand vom Fuß. Stützen Sie den Fuß kurz mit der linken Hand, während Sie mit der rechten von vorn unter das Knie greifen. Lassen Sie den Unterschenkel gerade nach unten hängen und setzen Sie den Fuß schließlich wieder auf den Boden.
> Verzweifeln Sie nicht, wenn Sie den Fuß noch nicht greifen können oder Probleme mit dem Gleichgewicht haben. In diesem Fall üben Sie besser so lange die Variante für Einsteiger, bis Sie sich sicher fühlen.

Bei Knieschmerzen sollten Sie nur mit einem Lehrer üben.

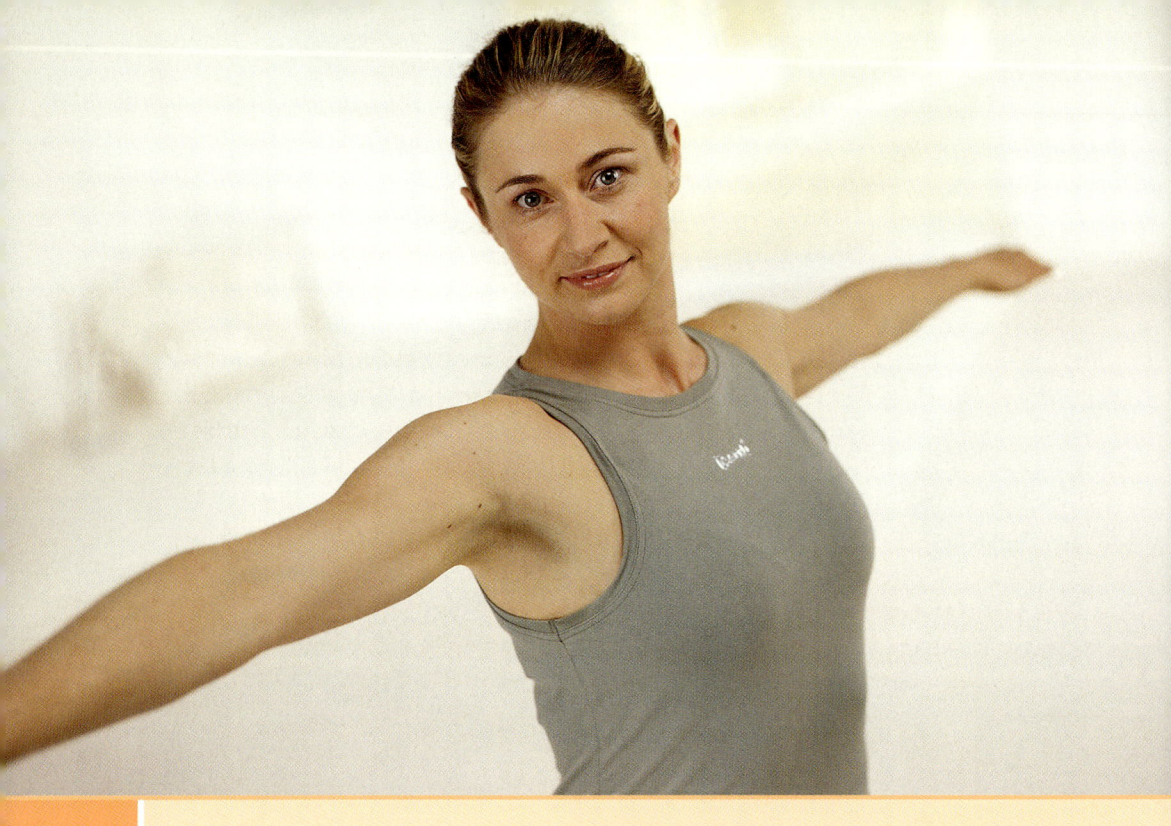

Kriegersequenz

Die Kriegersequenz ist eine dynamische Bewegungsabfolge, die Sie teilweise schon aus den Sonnengrüßen kennen. Die Haltungen öffnen die Hüften, dehnen die Achillessehne, kräftigen und formen die Beine und stärken die Muskulatur von Bauch, Rücken und Schultergürtel. Damit wirken Sie etwa hängenden Schultern entgegen, die sich im Alltag nur zu gern einschleichen.

Die Kriegersequenz beginnt mit dem Sonnengruß A (ab Seite 40). Statt jedoch fünf Atemzüge im *Hund mit Kopf nach unten* (Seite 94) zu bleiben, kommen Sie direkt in die *Wilde Haltung* (Seite 95). Dann geht es über dynamische Elemente in die Kriegerhaltungen A und B. Durch dieses Training werden Sie der Hektik des Alltags mit mehr Stärke und Ruhe begegnen.

Aufrechter Stand (Samasthiti)

> Stellen Sie sich mit geschlossenen Füßen vorn auf die Matte. Bringen Sie Ihr Becken in eine aufrechte Haltung und heben Sie Ihr Brustbein, aktivieren Sie die Bandhas (Seite 39). **1**

Arme heben

> **Einatmen:** Heben Sie die Arme gestreckt über die Seite nach oben, bis sich die Handflächen berühren.
> Blicken Sie zu den Daumen. **2**

Vorbeuge im Stehen (Uttanasana)

> **Ausatmen:** Beugen Sie sich mit gestreckten und leicht geöffneten Armen aus dem Hüftgelenk nach vorn, bis die Hände in Schulterbreite den Boden berühren.
> Senken Sie den Kopf und blicken Sie auf Ihre Nase. **3**
> Beugen Sie eventuell die Beine.

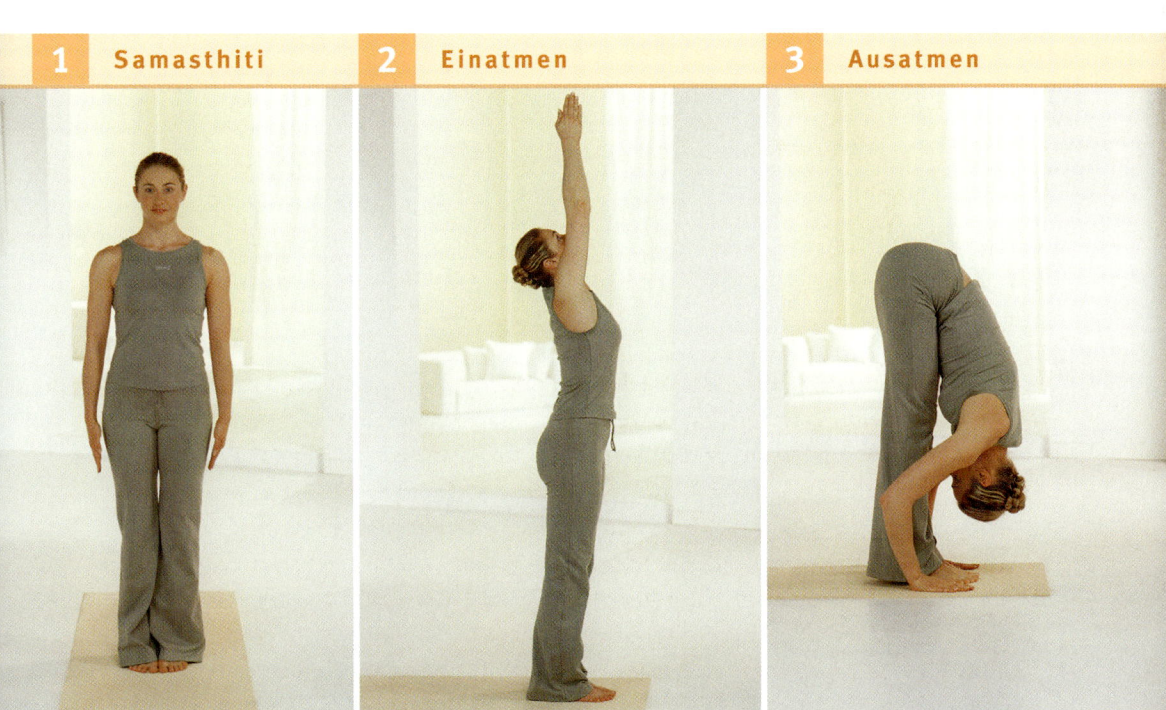

| **1** Samasthiti | **2** Einatmen | **3** Ausatmen |

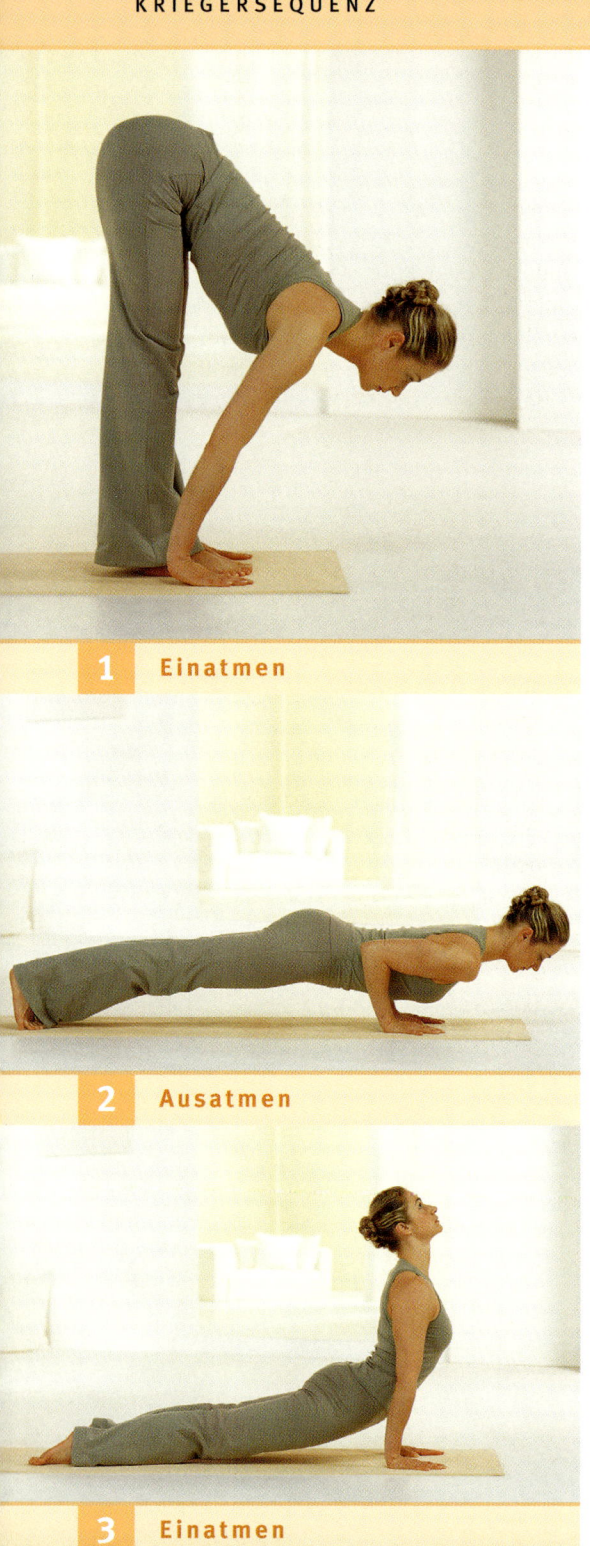

1   Einatmen

2   Ausatmen

3   Einatmen

Kopf heben

> **Einatmen:** Heben Sie Kopf und Brust-
> bein an und verlagern Sie das Gewicht
> auf die Hände. **1**

Stock (Chaturanga Dandasana)

> **Ausatmen:** Machen Sie mit beiden
> Füßen einen großen Schritt nach
> hinten. Aktivieren Sie die Muskulatur
> des gesamten Körpers und kommen
> Sie mit geradem Rücken herunter in
> den Liegestütz.
> Blicken Sie auf Ihre Nase. **2**

Hund mit Kopf nach oben (Urdhva Mukha Shvanasana)

> **Einatmen:** Schieben Sie Ihren Körper
> nach vorn, indem Sie über die großen
> Zehen auf den Spann rollen.
> Heben Sie Ihr Brustbein und blicken
> Sie zur Stirn. **3**

Hund mit Kopf nach unten (Adho Mukha Shvanasana)

> **Ausatmen:** Drücken Sie Ihre Hüfte
> nach oben und rollen Sie vom Spann
> zurück auf die Fußsohlen. Bringen Sie
> Ihr Gewicht weg von den Händen auf
> die Füße. **4**

Bringen Sie in der Kriegerhaltung etwas Hochmut und Überlegenheit zum Ausdruck. Richten Sie sich maximal auf, trainieren Sie mit stolzgeschwellter Brust. Stützen Sie dabei Ihren unteren Rücken durch die Bandhas und eine lange Bauchdecke. Behalten Sie diese flache, gestreckte Bauchmuskulatur bei, auch wenn Sie in der Kriegerhaltung B den Oberkörper zur Seite ausrichten. Beim Ashtanga ziehen stets zwei entgegengesetzte Punkte auseinander: etwa die Sitzhöcker und das Brustbein. In der Kriegerhaltung B sind das vor allem beide Hände, das gebeugte Knie und die Hüfte des gestreckten Beins, der Beckenboden und der höchste Punkt des Kopfes.

Wilde Haltung (Utkatasana)

> **Einatmen:** Beugen Sie die Beine, springen Sie nach vorn zwischen Ihre Hände, schließen Sie Ihre Füße und Knie.
> Heben Sie den Oberkörper aus der Hüfte heraus nach oben, das Brustbein führt die Bewegung an.
> Schieben Sie Ihren Po nach unten, als wollten Sie sich setzen, und führen Sie gleichzeitig die Arme über die Seite

gestreckt nach oben, bis die Handflächen über dem Kopf zusammenliegen.
> Blicken Sie an den Daumen entlang nach oben zur Decke. **5**
> Sollte das unangenehm sein, schauen Sie zunächst geradeaus. Bleiben Sie so fünf Atemzüge. Drücken Sie die Hüfte weiter nach unten und schieben Sie den Po nach hinten. Richten Sie den Oberkörper weiter auf. Später sollen die Oberschenkel parallel zum Boden sein. Aktivieren Sie Uddiyana Bandha, um den unteren Rücken zu stabilisieren.

4 Ausatmen

5 5 Atemzüge

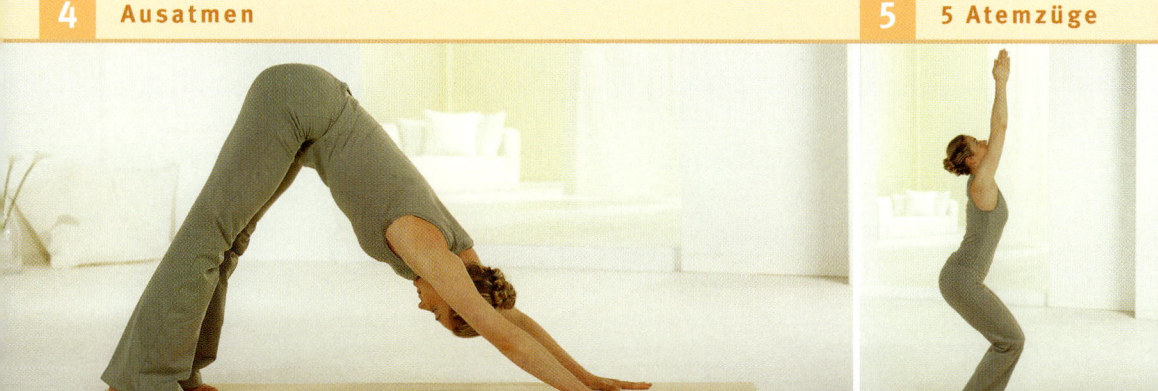

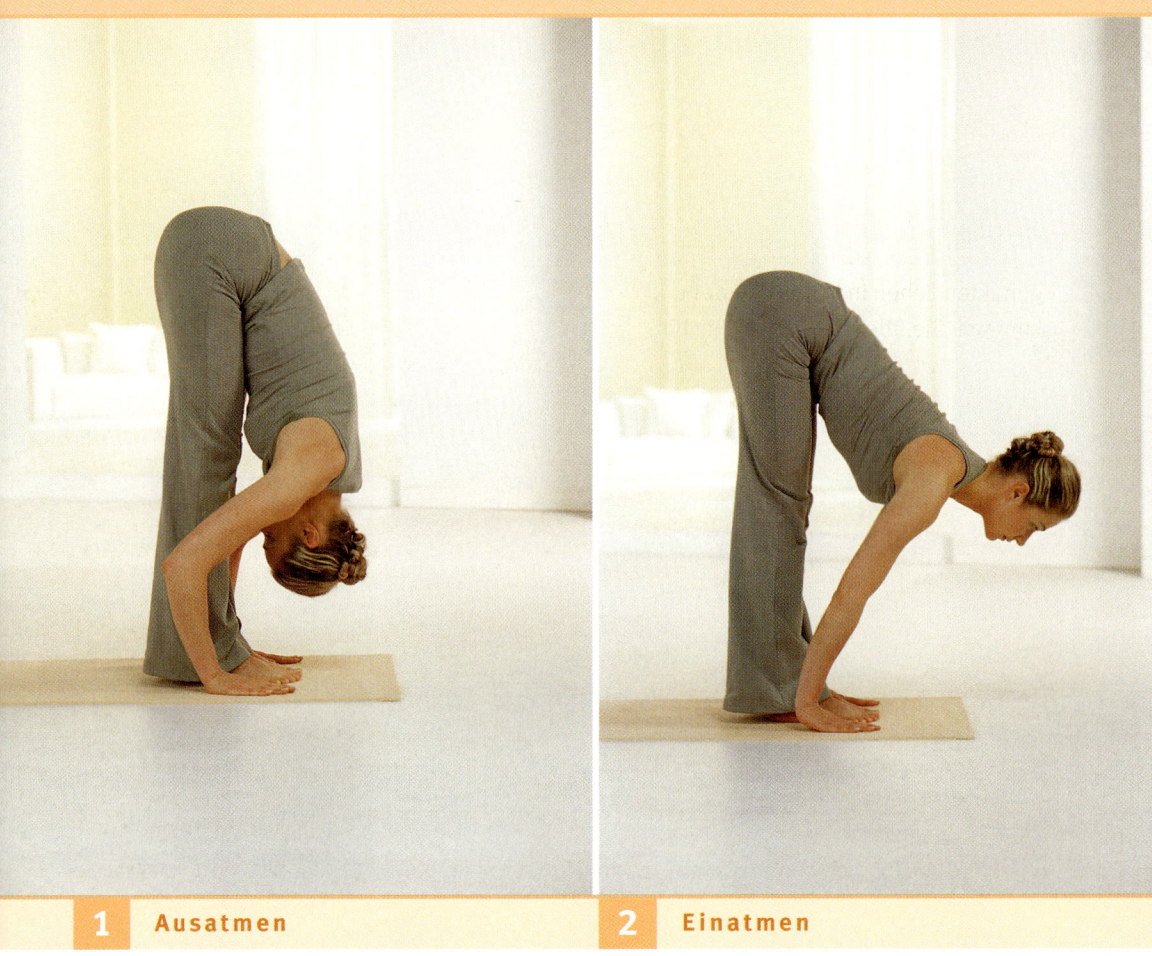

| **1** Ausatmen | **2** Einatmen |

Vorbeuge im Stehen (Uttanasana)

> **Ausatmen:** Beugen Sie sich mit gestreckten und leicht geöffneten Armen aus dem Hüftgelenk nach unten, bis die Hände in Schulterbreite vollständig den Boden berühren.
> Senken Sie den Kopf und blicken Sie auf Ihre Nase. **1**

Kopf heben

> **Einatmen:** Heben Sie Ihren Kopf und das Brustbein an und verlagern Sie das Gewicht auf die Hände. **2** Die Mittelfinger bilden eine gerade Linie nach vorn, und die Handflächen drücken sich gleichmäßig in den Boden.
> Beugen Sie die Beine, um den Rücken gut zu strecken.

Stock (Chaturanga Dandasana)

> **Ausatmen:** Machen Sie zwei große Schritte zurück, setzen Sie die untergehakten Zehen in Hüftbreite auf und kommen Sie über den Liegestütz hinunter in den *Stock.* **3**

> Greifen Sie auf die Variante für den *Stock* (Seite 44) zurück, falls der Liegestütz Probleme bereitet.

Hund mit Kopf nach oben (Urdhva Mukha Shvanasana)

> **Einatmen:** Schieben Sie Ihren Körper nach vorn, indem Sie über die großen Zehen auf den Spann rollen. Strecken Sie die Arme, heben Sie Ihr Brustbein und blicken Sie zur Stirn. **4**

Hund mit Kopf nach unten (Adho Mukha Shvanasana)

> **Ausatmen:** Drücken Sie Po und Hüfte nach oben und rollen Sie vom Spann zurück auf die Fußsohlen. Verlagern Sie Ihr Gewicht von den Händen auf die Füße. **5**

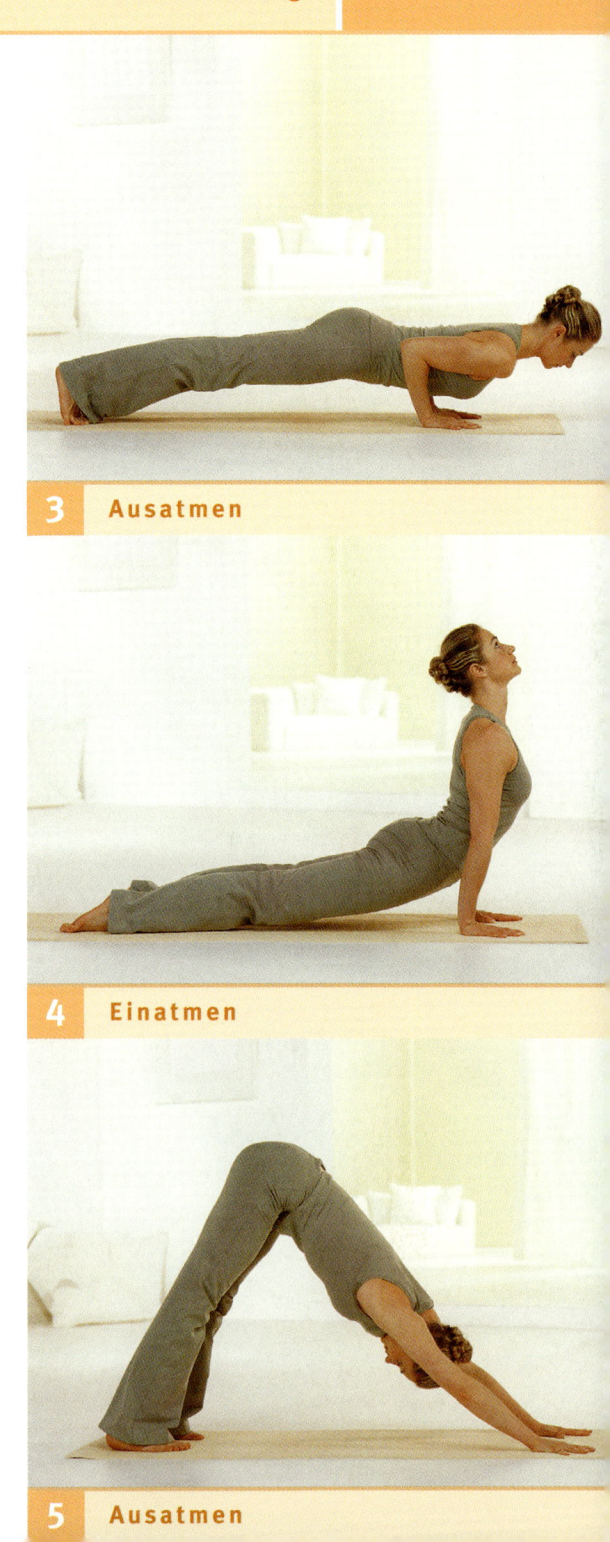

3   Ausatmen

4   Einatmen

5   Ausatmen

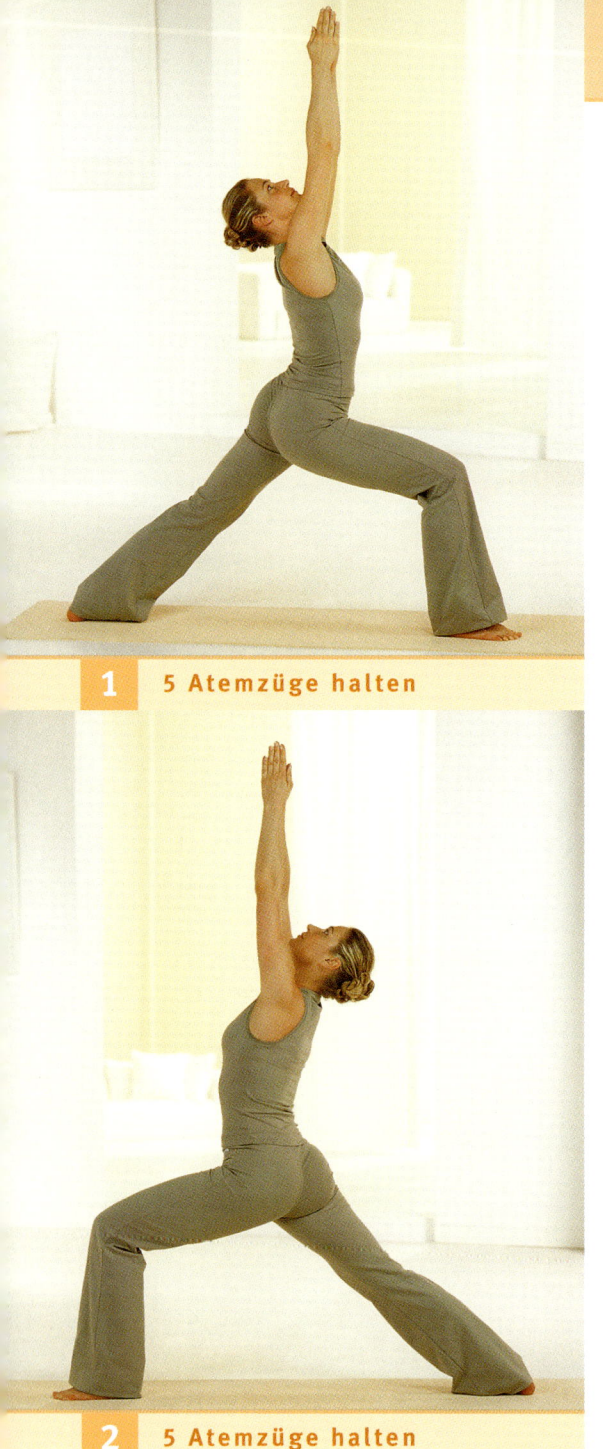

1 5 Atemzüge halten

2 5 Atemzüge halten

Kriegerhaltung A (Virabhadrasana A), rechte Seite

> **Einatmen:** Setzen Sie den linken Fuß mit der Ferse nach innen im 45°-Winkel auf und machen Sie mit dem rechten Fuß einen Schritt nach vorn. Das rechte Knie ist gebeugt und befindet sich senkrecht über dem Fußgelenk.
> Heben Sie die gestreckten Arme über die Seite, bis die Handflächen über dem Kopf zusammenliegen.
> Strecken Sie das linke Bein, die linke Hüfte zieht etwas nach hinten, der Oberkörper richtet sich nach vorn aus.
> Blicken Sie an den Daumen vorbei zur Decke und aktivieren Sie beide Bandhas. Machen Sie den Schritt nur so groß, dass kein Hohlkreuz entsteht. Die Fußsohlen liegen vollständig auf.
> Drücken Sie die Fußaußenkante des gestreckten Beines aktiv auf den Boden, ebenso die Fußinnenseite des gebeugten Beines. **1**
> Bleiben Sie fünf Atemzüge so.

Kriegerhaltung A, linke Seite

> **Ausatmen:** Strecken Sie die Beine und drehen Sie über links auf die andere Seite. Setzen Sie den linken Fuß mit

der Innenkante parallel zur langen Mattenseite und den rechten im 45°-Winkel mit der Ferse nach innen.

> Beugen Sie Ihr linkes Bein, sodass das Knie senkrecht über dem Fußgelenk ist. Strecken Sie das rechte Bein vollkommen aus, die Kniescheibe zeigt zwischen die erste und zweite Zehe.

> Richten Sie Oberkörper, Becken und Brustbein so weit wie möglich auf und blicken Sie an den Daumen vorbei zur Decke. **2** Fünf Atemzüge halten.

Kriegerhaltung B (Virabhadrasana B), linke Seite

> **Einatmen:** Lassen Sie das vordere Knie über dem Fußgelenk gebeugt, senken Sie die Arme auf Schulterhöhe ab und drehen Sie Ihren Oberkörper parallel zur Mattenseite. Vergrößern Sie Ihren Schritt, indem Sie den hinteren Fuß im 10°-Winkel nach außen bringen. Er sollte leicht nach innen gedreht sein.

> Strecken Sie das rechte Bein ganz aus. Aktivieren Sie die Bandhas. Ziehen Sie das Steißbein Richtung Nabel.

> Blicken Sie über die linke Hand in die Ferne, indem Sie nur den Kopf nach links drehen. **3** Fünf Atemzüge halten.

Kriegerhaltung B, rechte Seite

> **Ausatmen:** Strecken Sie beide Beine und wechseln Sie auf die andere Seite. Setzen Sie Ihren rechten Fuß parallel zur Mattenseite auf und beugen Sie Ihr Knie über dem Fußgelenk.

> Drehen Sie die Zehen des linken Fußes etwas nach innen; strecken Sie Ihr linkes Bein durch. Wachsen Sie über dem aufgerichteten Becken in die Höhe.

> Halten Sie die Bandhas, blicken Sie über die rechte Hand in die Ferne und bleiben Sie fünf Atemzüge so. **4** Letztendlich soll der vordere Oberschenkel in den Kriegerhaltungen A und B parallel zum Boden sein.

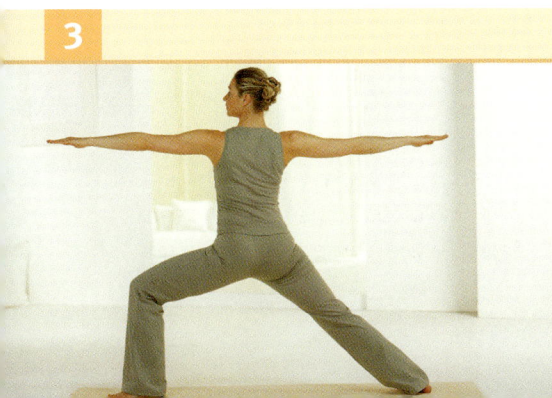

3

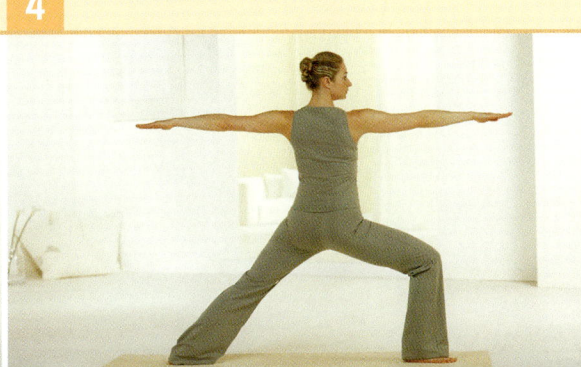

4

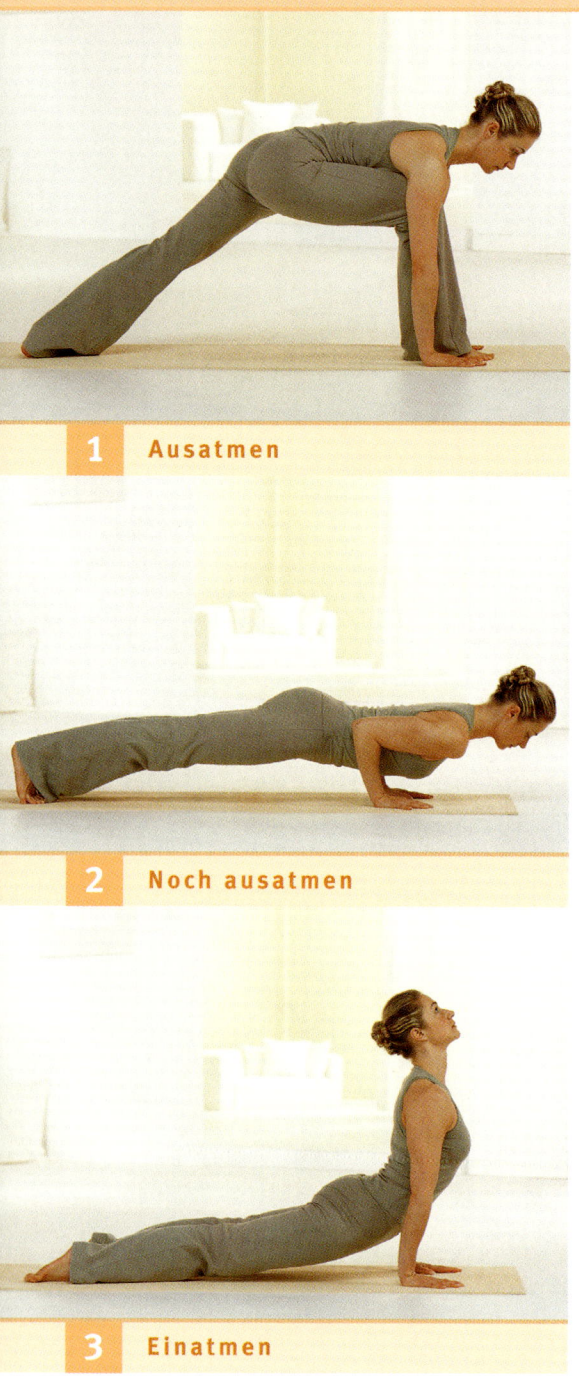

1 Ausatmen

2 Noch ausatmen

3 Einatmen

Stock (Chaturanga Dandasana)

> **Ausatmen:** Setzen Sie die Hände links und rechts neben Ihrem rechten Fuß auf **1** und setzen Sie den linken Fuß nach hinten.
> Kommen Sie mit der Liegestützbewegung hinunter in den *Stock*. **2**

Hund mit Kopf nach oben (Urdhva Mukha Shvanasana)

> **Einatmen:** Schieben Sie Ihren Körper nach vorn, indem Sie über die großen Zehen auf den Spann rollen.
> Strecken Sie die Arme, heben Sie Ihr Brustbein und blicken Sie zur Stirn. **3**

Hund mit Kopf nach unten (Adho Mukha Shvanasana)

> **Ausatmen:** Drücken Sie Ihre Hüfte nach oben und rollen Sie vom Spann zurück auf die Fußsohlen. Verlagern Sie Ihr Gewicht von den Händen auf die Füße. **4**

Nach vorn springen zum Sitzen

> **Einatmen:** Beugen Sie die Beine und springen Sie gleichzeitig mit beiden Füßen hoch und nach vorn zwischen die Hände. Schließen Sie die Beine im Sprung und heben Sie dabei die Hüfte möglichst hoch. **5**
> Setzen Sie sich, indem Sie den Po auf die Matte absenken und die Beine nach vorn strecken. **6**
> Nach einiger Zeit schaffen Sie es vielleicht, mit gestreckten Beinen durch die Arme nach vorn zu springen. Alternativ dazu können Sie mit großen Schritten zum Sitzen kommen und die Beine strecken.

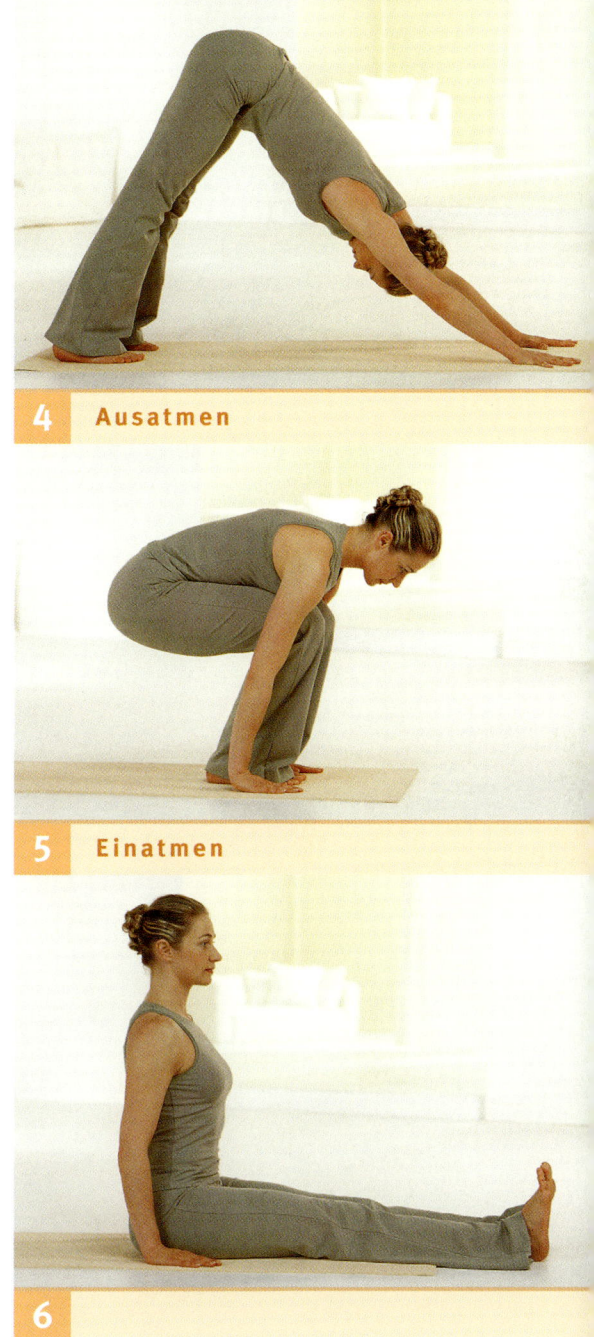

4   Ausatmen

5   Einatmen

6

101

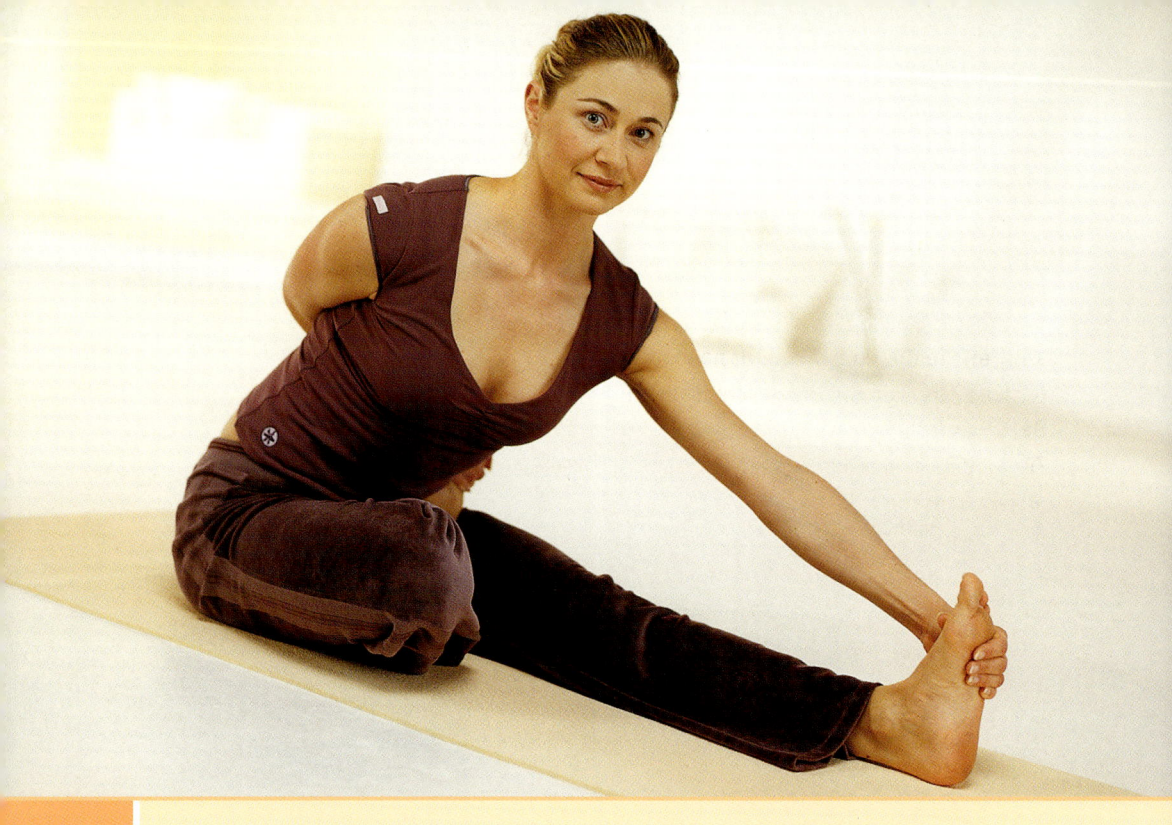

Sitzpositionen und Verbindungselemente

Die folgenden Asanas führen Sie im Sitzen aus. Dennoch bleiben Sie in einem dynamischen Fluss. Dafür sorgen die Bewegungselemente (Vinyasas), die die einzelnen Haltungen kraftvoll miteinander verbinden. Sie lernen nun die ersten einer ganzen Reihe von Sitzpositionen im Ashtanga Yoga kennen.

Die Vorbeuge im Sitzen regt die Durchblutung der Bauchorgane und die Verdauung an und wird bei erhöhtem Blutdruck empfohlen. Durch die nachfolgende Rückbeuge werden die vielen Vorbeugen ausgeglichen. Denn sie dehnt die gesamte Vorderseite des Körpers, besonders die zur Verkürzung neigenden Brustmuskeln. Auch Rücken-, Bein- und Bauchmuskulatur werden gekräftigt, geformt und gedehnt. Absolvieren Sie die Standpositionen immer vorab.

Stock im Sitzen (Dandasana)

> **Einatmen:** Setzen Sie sich aufrecht hin, streifen Sie die Pomuskulatur nach hinten und strecken Sie die geschlossenen Beine ganz aus.

> Ziehen Sie die Fußballen und die -außenkanten zu sich heran. Legen Sie die Hände mit den Fingerspitzen nach vorn auf den Boden. Heben Sie Ihr Brustbein an, ziehen Sie die Schultern weg von den Ohren und senken Sie das Kinn leicht ab. Ihr Oberkörper bildet von den Sitzhöckern aus eine Senk-

BEINE BEUGEN

TIPP

Falls Ihr Rücken in der Vorbeuge rund wird, beugen Sie lieber die Beine etwas. Ziehen Sie das Brustbein sanft nach vorn und nach oben, ohne den Kopf zu senken.

rechte. Aktivieren Sie die Bandhas und die Beinmuskulatur, die Fersen heben leicht vom Boden ab.

> Schauen Sie zur Nase und bleiben Sie fünf Atemzüge aufgerichtet. **1**

1 **5 Atemzüge halten**

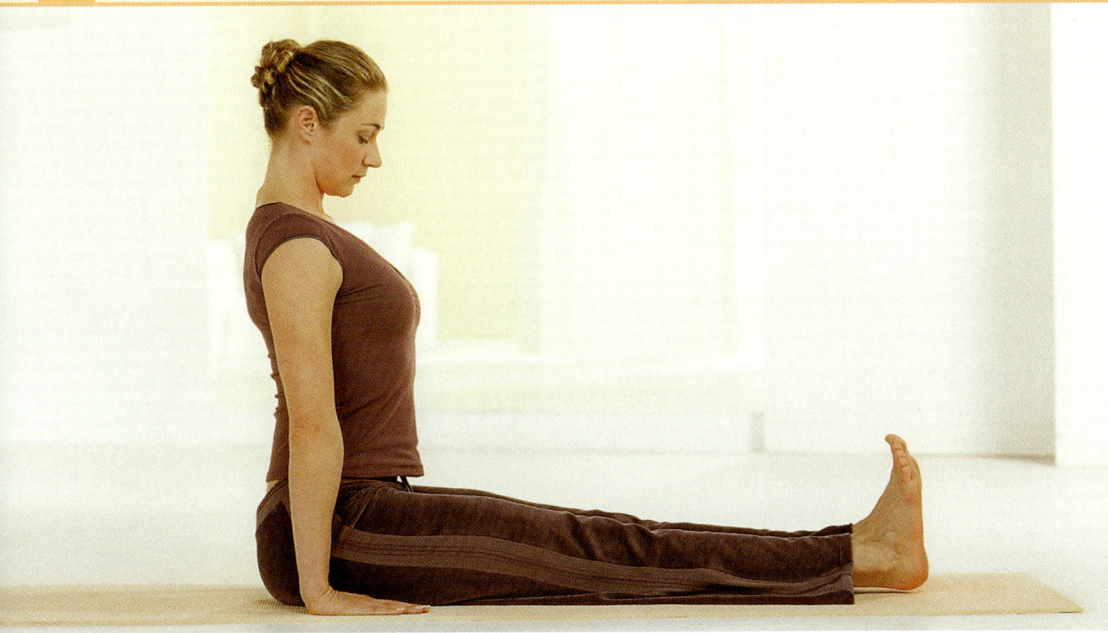

103

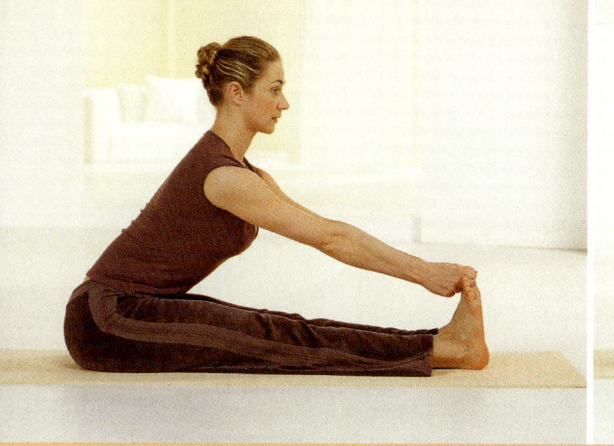

1 Einatmen

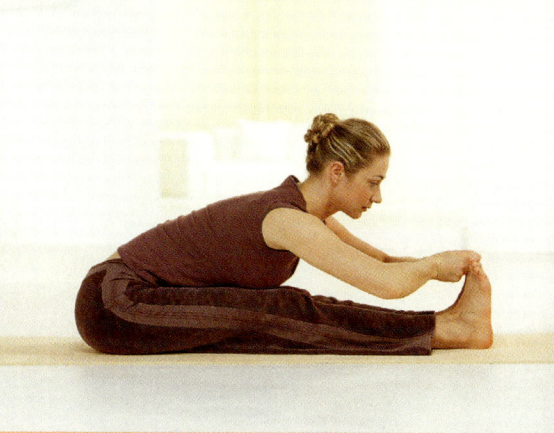

2 5 Atemzüge halten

1. Vorbeuge im Sitzen (Pashchimottanasana)

Ausgangshaltung

> **Ausatmen:** Fassen Sie die Zehen in Vishnu Mudra (Seite 63) und strecken Sie die Arme.

> **Einatmen:** Heben Sie zusätzlich das Brustbein an. **1**

Haltung einnehmen

> **Ausatmen:** Beugen Sie sich aus dem Hüftgelenk vor. Schieben Sie die Sitzhöcker nach hinten und das Brustbein zu den Füßen nach vorn.

> Heben Sie die unteren Rippen an und kommen Sie mit langer Bauchdecke nach vorn in Richtung Füße. Die Fußsohlen sind senkrecht aufgerichtet, die Zehen bleiben locker. Ziehen Sie die Fußaußenkanten heran. Winkeln Sie

die Arme eventuell ab und heben Sie die Ellbogen an.

> Blicken Sie auf die Zehen. **2** Halten Sie die Position fünf Atemzüge mit aktivierten Bandhas.

> **Einatmen:** Heben Sie das Brustbein und strecken Sie die Arme.

2. Vorbeuge im Sitzen (Pashchimottanasana)

Ausgangshaltung

> **Ausatmen:** Greifen Sie die Außenkanten der Füße und legen Sie die Daumen auf den Spann. **3**

> **Einatmen,** Brustbein heben.

Haltung einnehmen

> **Ausatmen:** Beugen Sie sich wieder aus dem Hüftgelenk vor. Schieben Sie die Sitzhöcker nach hinten und das Brust-

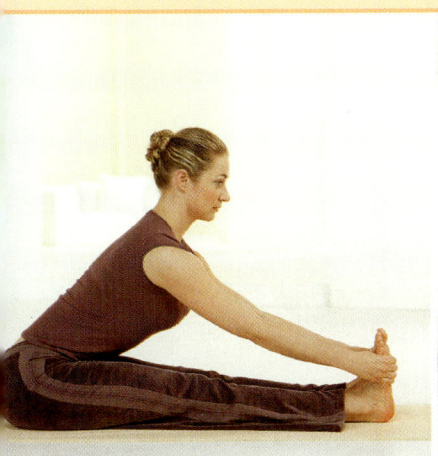 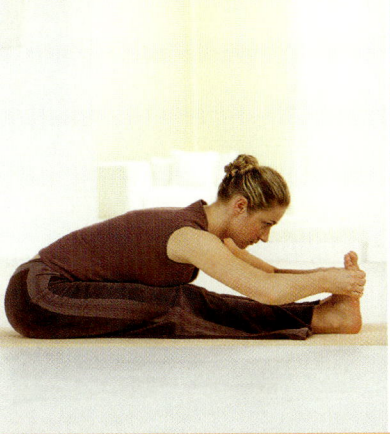 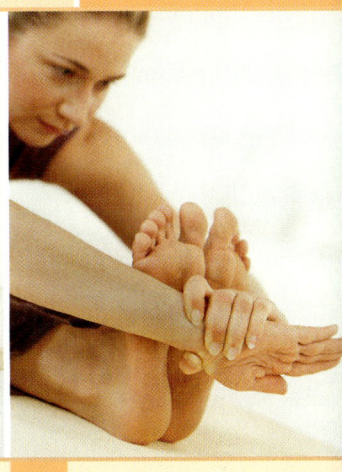

3   Einatmen   **4**   5 Atemzüge halten   **5**

bein nach vorn. Winkeln Sie eventuell die Arme leicht ab und heben Sie die Ellbogen an.

> Blicken Sie auf die Zehen. **4**

> Falls Sie bereits sehr gut gedehnt sind, greifen Sie mit einer Hand das andere Handgelenk. Die Hände befinden sich hinter den Fußballen.

> Schauen Sie in dieser Handhaltung auf Ihre Nase oder Ihre Zehen. Halten Sie diese Position fünf Atemzüge. **5**

> **Einatmen:** Heben Sie das Brustbein und strecken Sie die Arme. **3**

> **Ausatmen** und loslassen.

SCHONEN SIE IHRE BANDSCHEIBEN

Richten Sie Ihren unteren Rücken in den Vorbeugen im Sitzen stets gerade auf und kippen Sie das Becken vollständig nach vorn. Strecken Sie Ihren Rücken. Ein runder unterer Rücken schadet den Bandscheiben, weil sie auf einseitige Weise belastet werden. Um jedoch eine Überstreckung der Lendenwirbelsäule zu vermeiden, heben Sie die unteren Rippen an und beugen Sie sich mit langer Bauchdecke über das Uddiyana Bandha nach vorn, als wollten Sie sich über ein kleines Hindernis hinwegheben.

! WICHTIG

Dynamische Verbindung (Halbes Vinyasa)

Ausgangshaltung

> Setzen Sie sich vorn auf die Matte. Kreuzen Sie die Knöchel und heben Sie die Knie an. Setzen Sie die Hände in Schulterbreite neben den Hüftgelenken auf dem Boden ab.
> Die Finger zeigen nach vorn. **1**

Abheben (Ut Pluthi)

> **Einatmen:** Machen Sie den Rücken etwas rund und heben Sie Ihren Po und die Füße von der Matte ab. Für den Anfang reicht es, wenn Sie nur den Po hochheben und vielleicht noch einen Fuß hinzunehmen. Nutzen Sie neben Ihrer Schulter- und Armmuskulatur vor allem Uddiyana und Mula Bandha. **2** Nicht verzweifeln – das Abheben wird Ihnen durch den Muskelaufbau bald leichter fallen.

1

2 Einatmen

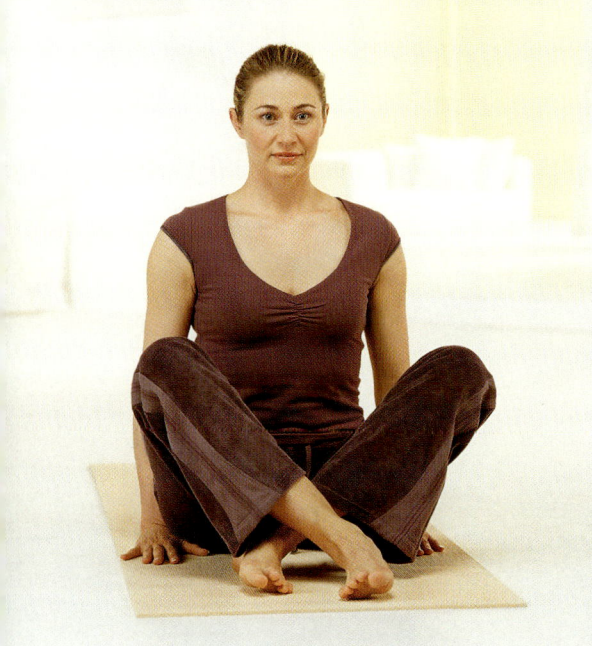

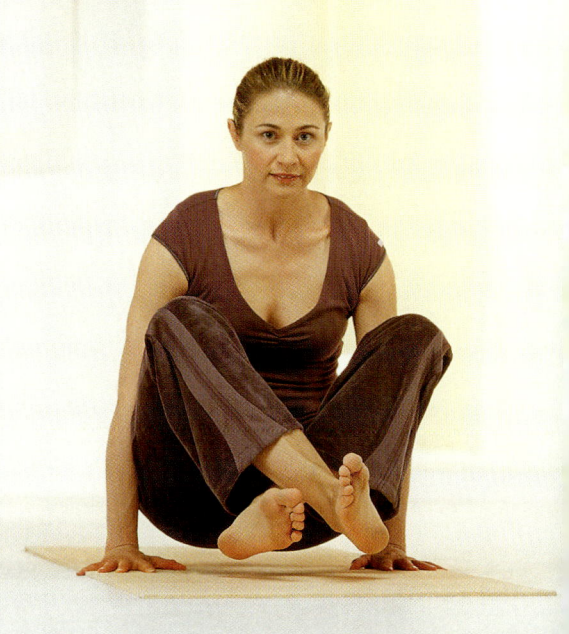

Stock (Chaturanga Dandasana)

> **Ausatmen:** Kommen Sie aus *Ut Pluthi* nach hinten in den *Stock*. Lassen Sie Ihre Handflächen fest auf der Matte liegen und nutzen Sie die Hebekraft Ihrer Arme und die beiden Bandhas. »Wurschteln« Sie Füße und Beine zentimeterweise nach hinten durch. **3**

Heben Sie dabei den Po nach hinten und oben an. **4**

> Falls Sie Handgelenkprobleme haben, schwingen Sie über die Seite zurück in den Stock. **5** Vertrauen Sie Ihrer Armkraft, setzen Sie die Bandhas ein und versuchen Sie, sich im Stock zu halten. So bauen Sie Muskulatur auf.

> Blicken Sie zur Nase. **6**

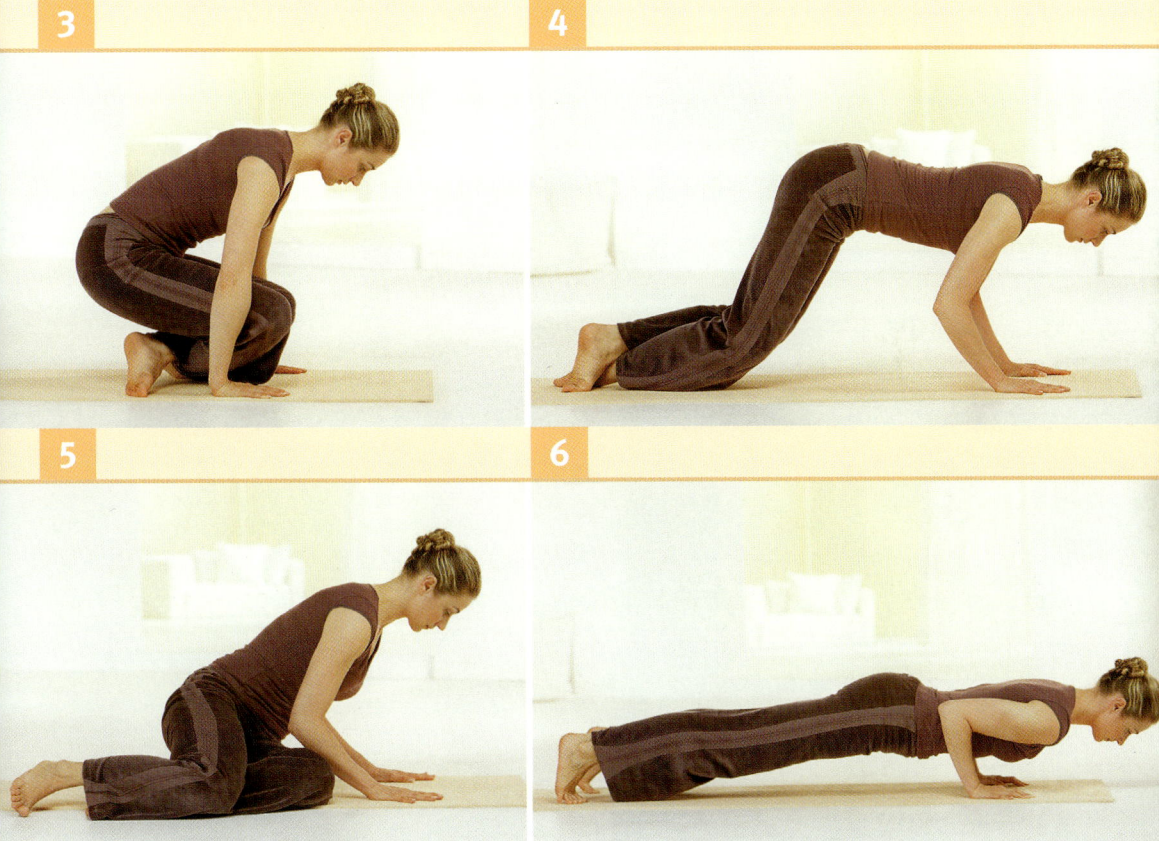

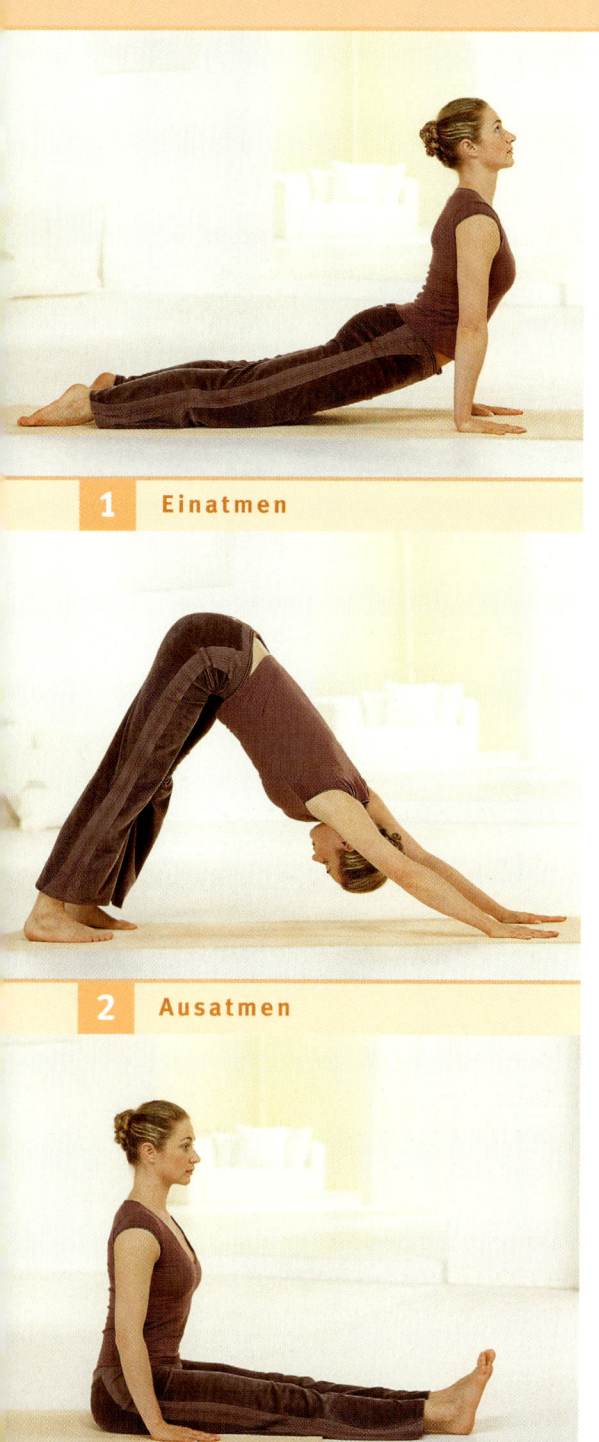

1 Einatmen

2 Ausatmen

3

Hund mit Kopf nach oben (Urdhva Mukha Shvanasana)

> **Einatmen:** Schieben Sie Ihren Körper nach vorn, indem Sie über die großen Zehen auf den Spann rollen. Strecken Sie die Arme, heben Sie Ihr Brustbein.
> Blicken Sie zur Stirn. **1**

Hund mit Kopf nach unten (Adho Mukha Shvanasana)

> **Ausatmen:** Drücken Sie Ihre Hüfte nach oben und rollen Sie zurück auf die Fußsohlen. Verlagern Sie Ihr Gewicht von den Händen auf die Füße. **2**

Nach vorn zum Sitzen kommen

> **Einatmen:** Lassen Sie die Arme gestreckt und beugen Sie die Beine, springen Sie nach vorn und schließen Sie dabei die Beine. Setzen Sie die Füße zwischen den Händen auf, senken Sie den Po ab. Setzen Sie sich hin. **3** Nach und nach werden Sie dann mit gestreckten Beinen durch die Arme nach vorn springen können.
> Alternativ dazu können Sie mit großen Schritten zum Sitzen kommen und die Beine strecken.

Das *Halbe Vinyasa* hält warm, sorgt für durchblutete Muskeln und bringt den Stoffwechsel auf Hochtouren.

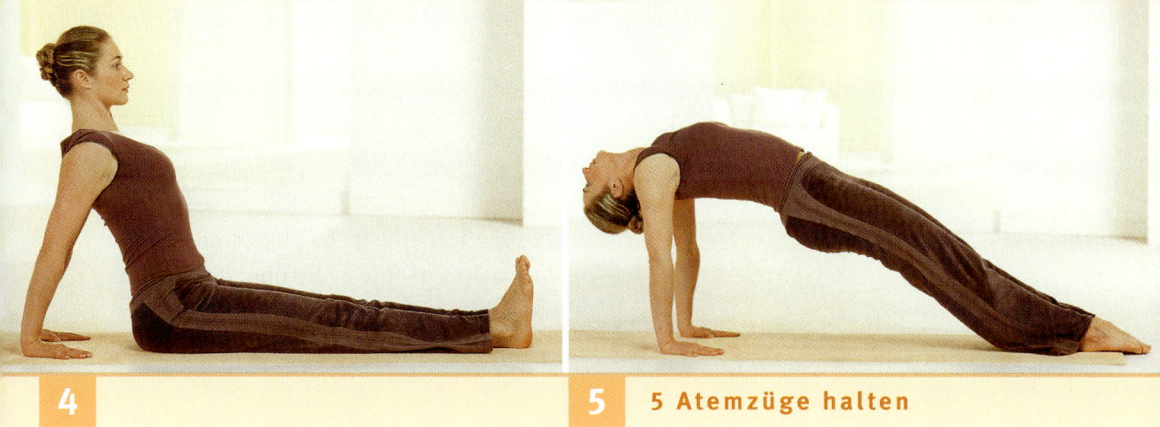

4

5 | **5 Atemzüge halten**

Schiefe Ebene (Purvottanasana)

Ausgangshaltung

> **Ausatmen:** Setzen Sie die Hände in Schulterbreite hinter dem Po auf, die Fingerspitzen zeigen dabei nach vorn.

> Strecken Sie die Arme und heben Sie Ihr Brustbein an, die Fußinnenkanten sind geschlossen. 4

Haltung einnehmen

> **Einatmen:** Schieben Sie das Brustbein nach vorn und oben aus den Schultergelenken heraus. Verlängern Sie diese Bewegung, indem Sie die Hüften vom Boden heben. Der Rest des Körpers folgt der vom Brustbein ausgehenden Bewegung. Lassen Sie die Beine fest geschlossen, indem Sie die Muskeln an der Innenseite der Oberschenkel aktivieren. Ihre Fußsohlen schieben sich nach und nach auf die Matte.

> Schieben Sie nicht die Füße nach unten, sondern heben Sie vor allem das Brustbein. Handgelenke, Ellbogen und Schultergelenke sollten übereinander in einer Linie sein. Falls nötig, versetzen Sie dazu einfach die Hände. Halten Sie intensiv Uddiyana und Mula Bandha (Seite 39) und legen Sie den Kopf in den Nacken. Falls Ihnen das unangenehm ist, ziehen Sie das Kinn zum Brustbein heran.

> Der Blick geht zur Nase. 5 Halten Sie die Position fünf Atemzüge. Atmen Sie bewusst in den gesamten Brustkorb.

> **Ausatmen** und absetzen.

> Diese Übung dehnt die Vorderseite des Körpers, besonders die Brustmuskulatur, die zur Verkürzung neigt.

Danach wiederholen Sie nun noch einmal das *Halbe Vinyasa* (ab Seite 106), das dynamische Verbindungselement, das Sie bereits vor der *Schiefen Ebene* ausgeführt haben.

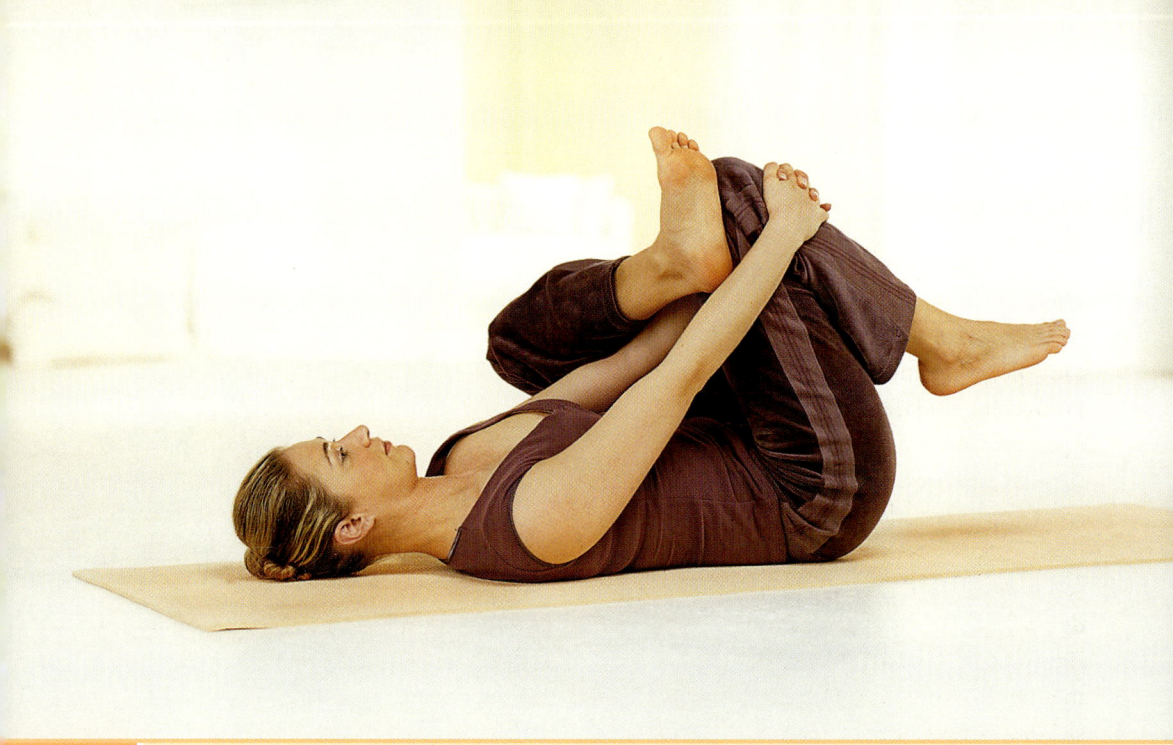

Abschluss

Nach getaner Arbeit erwartet
Sie als Cool-down eine kleine Abschluss-
sequenz mit Hüftdehnung, Kräftigung
und Entspannung. Je mehr Haltungen
Sie aus dem Aufbauprogramm ausführen, desto wichtiger ist es, den Körper
wieder auf sein normales Level herun-
terzufahren. Stoppen Sie Ihr Training
niemals abrupt! Der Abschluss bringt
Kreislauf und Blutdruck wieder auf ein
moderates Maß, und auch Ihre aktivier-
ten Energien werden wieder in etwas
ruhigere Bahnen gelenkt.
Mit einer Übung zur Hüftdehnung fördern Sie die Außenrotation der Beine und
bereiten den Lotus behutsam vor. Dann
folgt das *Halbe Vinyasa,* durch das Sie
elegant in die wohlverdiente Entspannung in der Rückenlage kommen. Der
Körper ist so konstruiert, dass sich die
Muskeln von ganz allein entspannen.
Lassen Sie es zu, genießen Sie die Ruhe!

Locker aus der Hüfte

Um den klassischen Yoga-Sitz Lotus einnehmen zu können, brauchen Sie in erster Linie flexible Bänder und Muskeln im Hüftgelenk und drumherum. Durch häufiges und langes Sitzen auf Stühlen sind diese oft sehr verkürzt, und die Außenrotation der Oberschenkel in der Hüfte ist kaum möglich. Verbessern Sie die Außenrotation durch eine effiziente vorbereitende Hüftöffnungsübung (ab Seite 112). Im Lotus arbeiten drei Gelenke zusammen: Fuß-, Knie- und Hüftgelenk. Da sich das Knie als Scharnier-Gelenk nur minimal zur Seite bewegen kann, wird es durch eine mangelhafte Außenrotationsfähigkeit in der Hüfte ungünstig belastet. Um Knieschäden zu vermeiden, müssen deshalb hauptsächlich Hüfte und

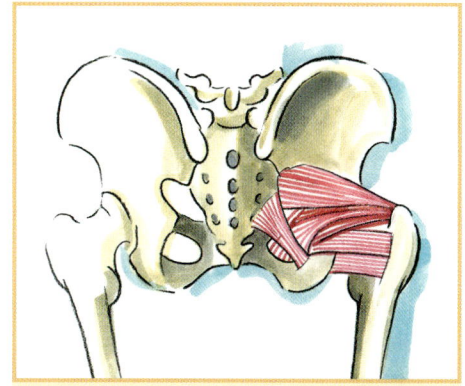

Muskeln, die das Bein in der Hüfte nach außen drehen – Ansicht von hinten

Fußgelenke die Haltung ermöglichen. Auch die Standpositionen, die Sie ab Seite 62 kennen gelernt haben, dienen der Hüftöffnung.

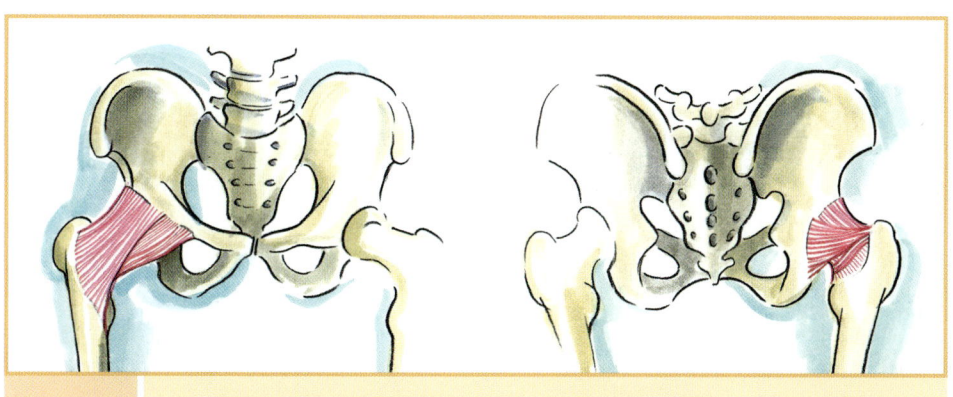

> Starke Bänder verbinden Hüfte und Oberschenkelknochen – Ansicht von vorn (links) und Ansicht von hinten (rechts)

111

Hüftdehnung – Vorbereitung auf den Lotus

> Beginnen Sie mit der rechten Seite. Setzen Sie sich auf die Matte und bringen Sie Ihre gestreckten Beine in ein schmales V. Die Füße liegen dabei knapp in Mattenbreite. **1**

> Heben Sie das rechte Knie an und bringen Sie Ihren linken Knöchel unter die rechte Kniekehle. Seien Sie dabei genau. Der linke Fuß schaut unter dem rechten Bein hervor, die Fußsohle ist parallel zur Mattenseite. **2** Das Schienbein nicht weiter heranziehen.

> Fassen Sie mit beiden Händen den rechten Oberschenkel und drehen Sie ihn leicht nach außen, um die Außenrotation des Beins einzuleiten.

> Ziehen Sie den rechten Fuß – ohne jedoch die Lage des linken Fußes zu verändern – vor das linke Knie und legen Sie ihn dort ab. Die rechte Fußsohle befindet sich ebenfalls parallel zur Seitenkante der Matte. Wenn Sie von oben auf diese Position blicken, sind die Fußsohlen in Höhe der Außenseiten Ihrer Oberschenkel. **3**

> **Ausatmen:** Beugen Sie sich vor und lassen Sie Ihr Brustbein über den verschränkten Unterschenkeln absinken.

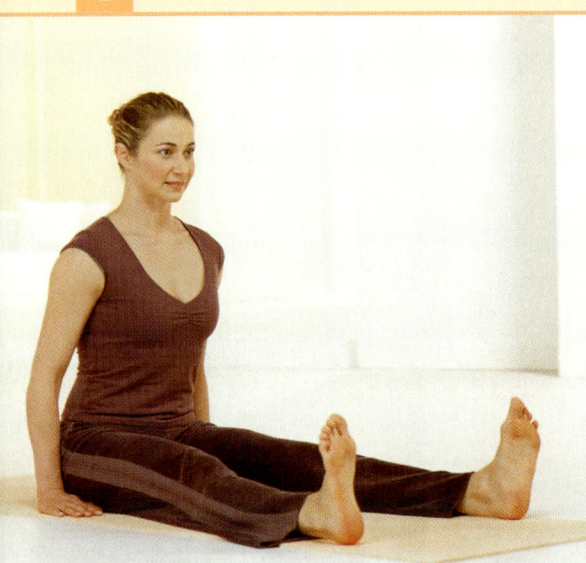

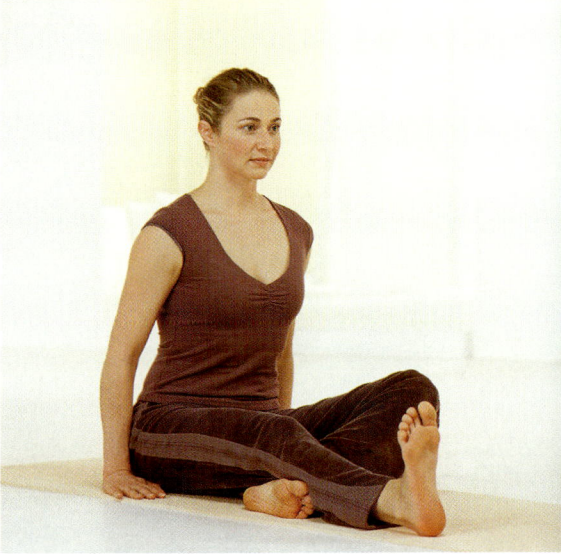

> Strecken Sie die Arme aus und legen Sie die Handflächen auf die Matte. Schieben Sie sich mit den Händen etwas nach hinten, um ein Abheben der Sitzhöcker zu verhindern. Verwurzeln Sie diese stattdessen fest mit dem Boden. Jetzt soll der untere Rücken etwas rund werden. **4**

> Bleiben Sie zehn oder mehr Atemzüge in der Übung und aktivieren Sie die Bandhas (Seite 39). Dabei wird besonders der Bandapparat Ihrer rechten Hüfte gedehnt.

> Sollten Sie keine Dehnung mehr im Bereich von Hüfte, Po und Oberschenkeln spüren, dann legen Sie die rechte Ferse auf das linke Knie und beugen sich nach vorn und unten.

> **Einatmen:** Kommen Sie nach oben. Strecken Sie die Beine wieder aus und üben Sie genauso sorgfältig auf der linken Seite.

> Diese äußerst wirkungsvolle Dehnübung können Sie immer dann ausführen, wenn Sie irgendwo gemütlich auf dem Boden sitzen, wie etwa beim Fernsehen. Ihre Hüftöffnung trainieren Sie damit optimal, und nach einiger Zeit werden Sie mit Hilfe eines Yoga-Lehrers zuerst den halben und später auch den vollständigen Lotussitz einnehmen können.

3

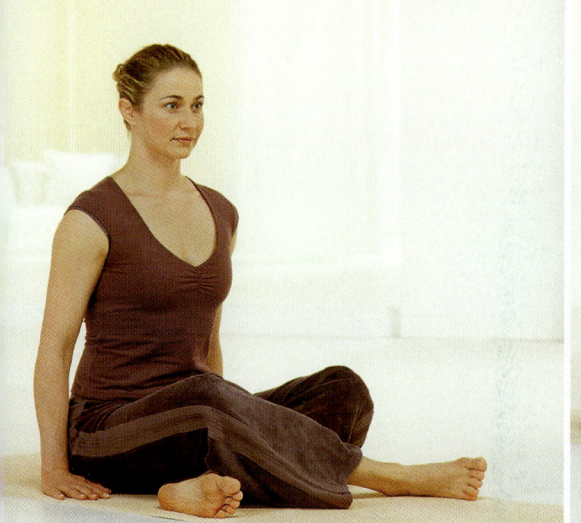

4 10 Atemzüge halten

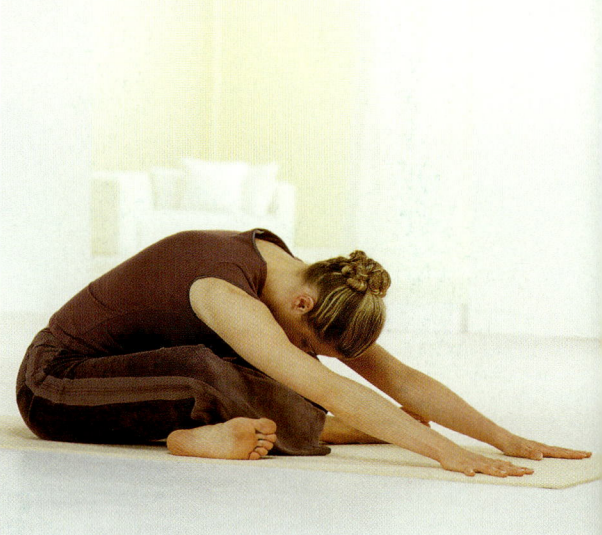

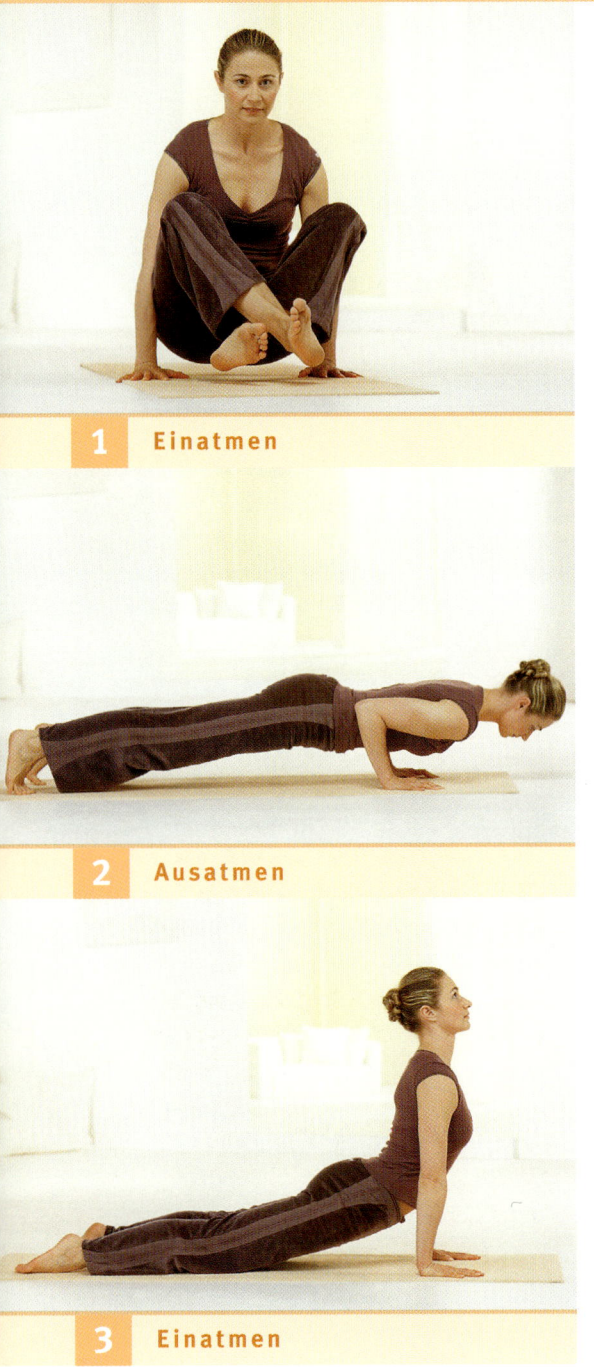

1 Einatmen

2 Ausatmen

3 Einatmen

Abheben (Ut Pluthi)

> **Einatmen:** Machen Sie den Rücken etwas rund und heben Sie mit dem Po und den Füßen von der Matte ab. Versuchen Sie einfach immer wieder, beide Füße von der Matte abzuheben. **1** Nicht verzweifeln, eines Tages werden Sie das schaffen! Aktivieren Sie Uddiyana und Mula Bandha.

Stock (Chaturanga Dandasana)

> **Ausatmen:** Kommen Sie aus Ut Pluthi nach hinten in den Stock. Lassen Sie Ihre Handflächen während dieses Vorgangs möglichst auf der Matte und verlassen Sie sich auf die Hebekraft Ihrer Arme und die Bandhas. Versuchen Sie sich immer mehr im *Stock* zu halten, ohne sich auf der Matte abzulegen.
> Blicken Sie zur Nase. **2**

Hund mit Kopf nach oben (Urdhva Mukha Shvanasana)

> **Einatmen:** Schieben Sie Ihren Körper nach vorn, indem Sie über die großen Zehen auf den Spann rollen. Strecken Sie die Arme, heben Sie Ihr Brustbein.
> Ihr Blick geht zur Stirn. **3**

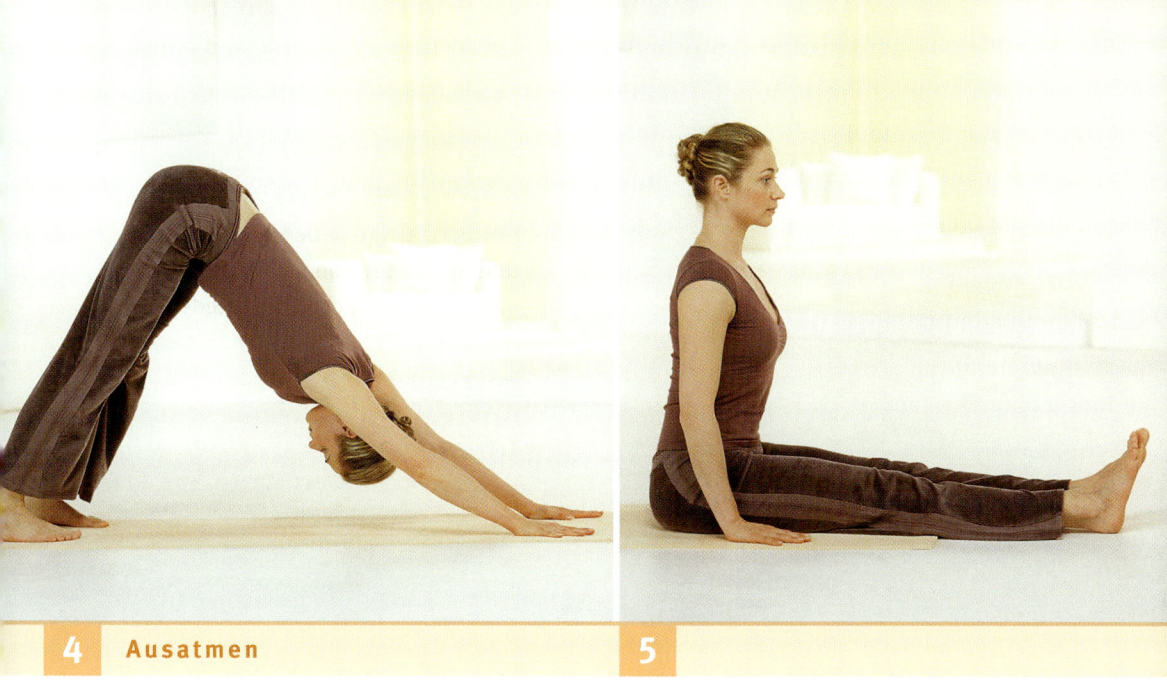

4 Ausatmen   **5**

Hund mit Kopf nach unten (Adho Mukha Shvanasana)

> **Ausatmen:** Drücken Sie Ihre Hüfte nach oben und rollen Sie vom Spann über die Zehen auf die Fußsohlen. Verlagern Sie Ihr Gewicht von den Händen auf die Füße. **4**

Nach vorn zum Sitzen kommen

> **Einatmen:** Lassen Sie die Arme gestreckt und beugen Sie die Beine, springen Sie nach vorn und schließen Sie dabei die Beine. Bringen Sie die Füße zwischen die Hände und setzen Sie sich hin. **5** Nach und nach wird es Ihnen gelingen, mit gestreckten Beinen durch die Arme nach vorn zu springen. Alternativ dazu können Sie mit großen Schritten zum Sitzen kommen und die Beine strecken.

Mit einer kurzen Entspannung findet Ihr Cool-down ein sinnvolles Ende. Die durch das intensive Training stark fließenden Energien kommen ebenso wie Ihr Herz-Kreislauf-System zur Ruhe. Außerdem benötigt die Muskulatur nach der ausgiebigen Aktivierung eine Phase tiefer Entspannung, um sich regenerieren zu können. Und nicht zuletzt ist für den Geist ein Moment der Stille unentbehrlich.

Entspannungshaltung (Shavasana)

> Legen Sie sich locker auf den Rücken. Die Schulterblätter liegen flach auf der Matte. Dem natürlichen Verlauf der Wirbelsäule entsprechend sind zwar die Lendenwirbelsäule und der Halswirbelbereich nicht ganz auf dem Bo-

den, ansonsten liegen Oberkörper und Glieder jedoch gleichmäßig auf. Beine und Arme sind leicht geöffnet und fallen ein wenig nach außen, Ihre Handflächen zeigen nach oben. Versuchen Sie, alle Gedanken loszulassen, und bleiben Sie für drei bis fünf Minuten entspannt liegen. Dabei atmen Sie ganz normal durch die Nase. **1**

> Wenn Sie beim Liegen mit ausgestreckten Beinen ein Druckgefühl im unteren Rücken spüren, dann legen Sie die Hände unter den Beckenkamm und schieben die Pomuskulatur nach unten weg. So holen Sie den unteren Rücken aus einer zu starken Wölbung.

> Strecken Sie sich nach der Entspannung ausführlich: Bringen Sie die Arme gestreckt hinter den Kopf und die Füße zusammen. Ziehen Sie Füße und Arme voneinander weg und dehnen Sie sich.

> Rollen Sie aus der Rückenlage auf die Seite, winkeln Sie die Beine etwas an und kommen Sie rückenschonend über die Seite zum Sitzen.

1 Entspannungshaltung

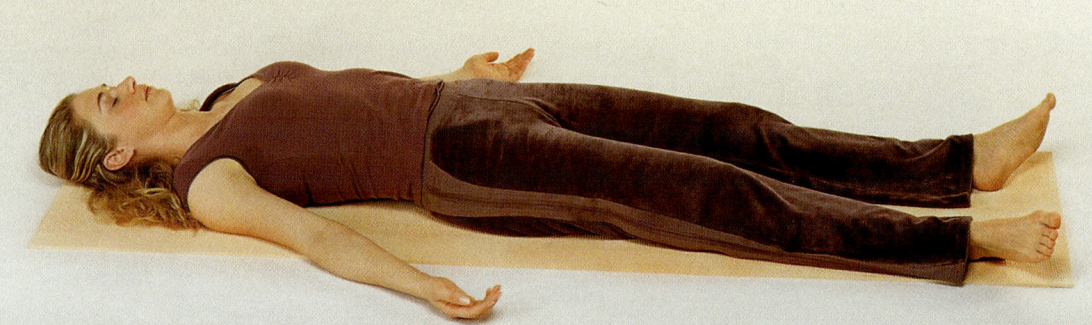

Still sitzen

> Setzen Sie sich mit gekreuzten Beinen möglichst aufrecht hin. Sie können sich eine Unterlage unter den Po schieben, um das Becken und die Wirbelsäule gerade aufzurichten. 2

> Heben Sie das Brustbein an, legen Sie die Hände mit den Handrücken auf den Knien ab und strecken Sie die Arme seitlich aus.

> Legen Sie nun die Fingerspitzen der Zeigefinger an die Beuge zwischen dem ersten und dem zweiten Daumenglied und strecken Sie die übrigen aneinander gelegten Finger oder aktivieren Sie sie leicht. Diese Handhaltung wird Jnana Mudra genannt, die Geste des Wissens. 3

> Falls Ihre Hüften sehr locker sind, können Sie den halben Lotus einnehmen. Legen Sie dazu einen Fuß in die Leiste, den anderen Fuß ziehen Sie locker heran. 4

> Schließen Sie die Augen und bleiben Sie ein bis zwei Minuten still sitzen.

Die Entspannungshaltung im Liegen und das stille Sitzen können Sie auch nach einem kürzeren Training einnehmen.

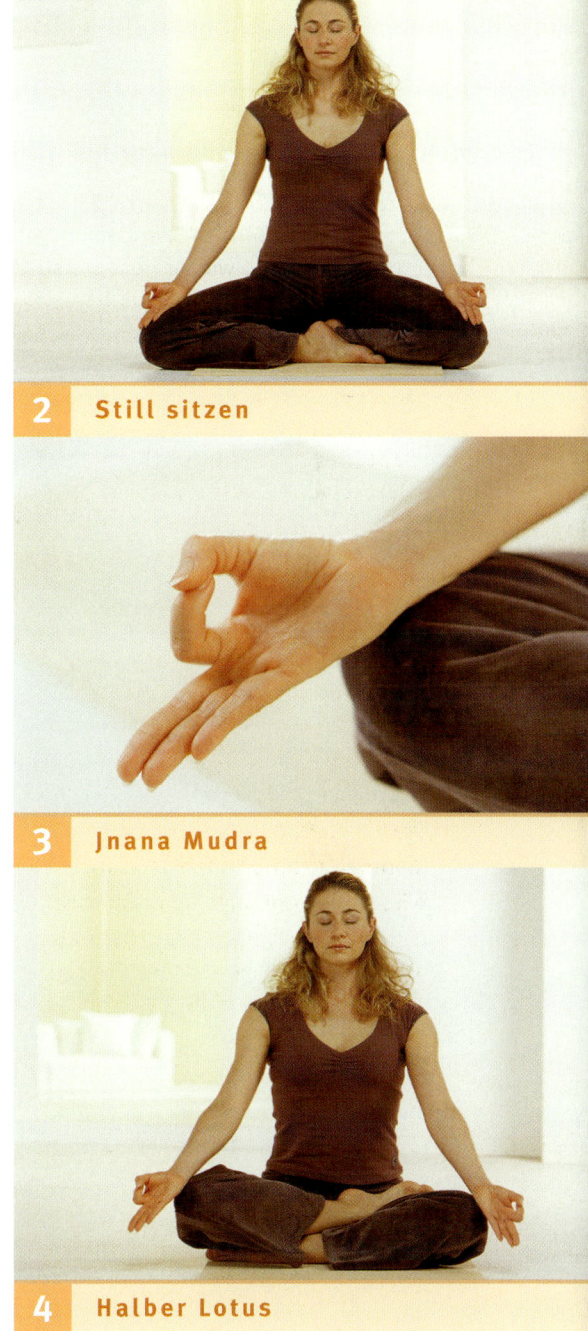

2   Still sitzen

3   Jnana Mudra

4   Halber Lotus

Sechs Übungsprogramme zur Auswahl

Bauen Sie Ihr Ashtanga Training langsam auf und steigern Sie sich je nach Kraft und Kondition. Dafür schlagen wir Ihnen sechs verschiedene Programme vor, die Sie je nach Tagesform und Trainingsstand üben. Auf lange Sicht ist das Ziel, das sechste Programm drei- bis fünfmal pro Woche zu absolvieren.

Drei Basisprogramme

1. 5-mal Sonnengruß A,
   2- bis 3-mal Sonnengruß B
2. 6- bis 7-mal Sonnengruß A,
   Standpositionen
3. 5-mal Sonnengruß A,
   2- bis 3-mal Sonnengruß B,
   Standpositionen

Drei Aufbauprogramme

4. 6- bis 7-mal Sonnengruß A, Standpositionen, Balancehaltungen
5. 5-mal Sonnengruß A,
   2- bis 3-mal Sonnengruß B,
   Standpositionen, Balancehaltungen,
   Kriegersequenz, Abschluss
6. 5-mal Sonnengruß A,
   3- bis 5-mal Sonnengruß B,
   Standpositionen, Balancehaltungen,
   Kriegersequenz, Sitzpositionen,
   Abschluss

Sonnengruß A

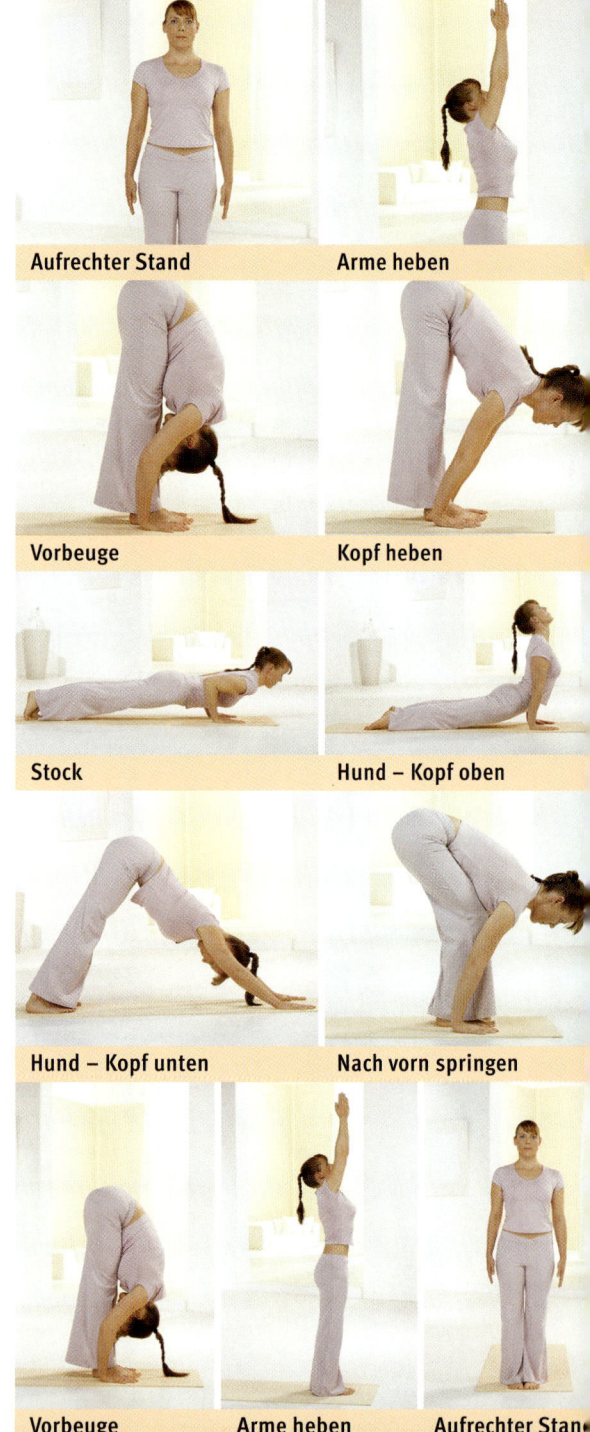

Aufrechter Stand   Arme heben

Vorbeuge   Kopf heben

Stock   Hund – Kopf oben

Hund – Kopf unten   Nach vorn springen

Vorbeuge   Arme heben   Aufrechter Stand

Sonnengruß B

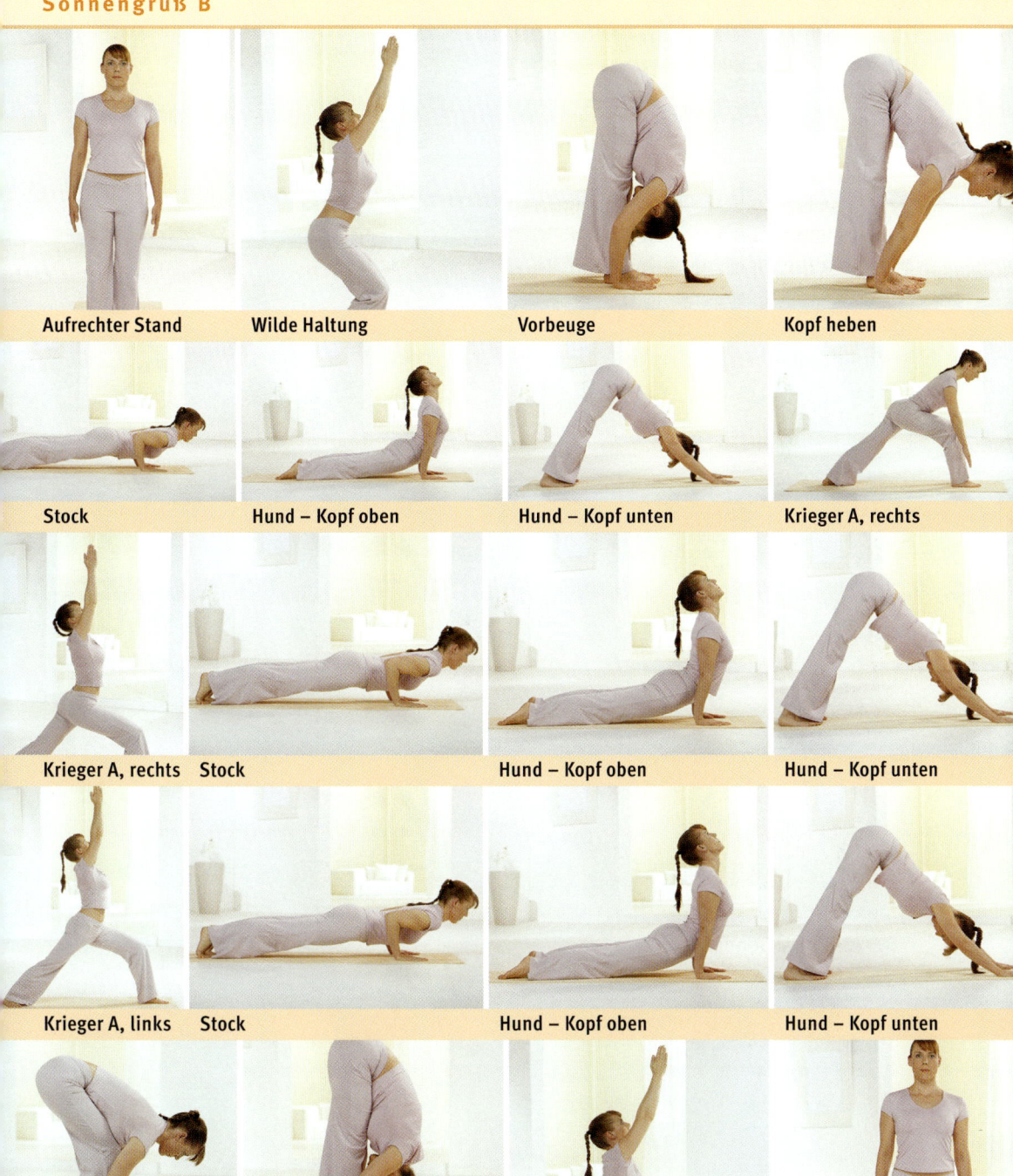

Aufrechter Stand — **Wilde Haltung** — **Vorbeuge** — **Kopf heben**

Stock — **Hund – Kopf oben** — **Hund – Kopf unten** — **Krieger A, rechts**

Krieger A, rechts — **Stock** — **Hund – Kopf oben** — **Hund – Kopf unten**

Krieger A, links — **Stock** — **Hund – Kopf oben** — **Hund – Kopf unten**

Nach vorn springen — **Vorbeuge** — **Wilde Haltung** — **Aufrechter Stand**

Standpositionen

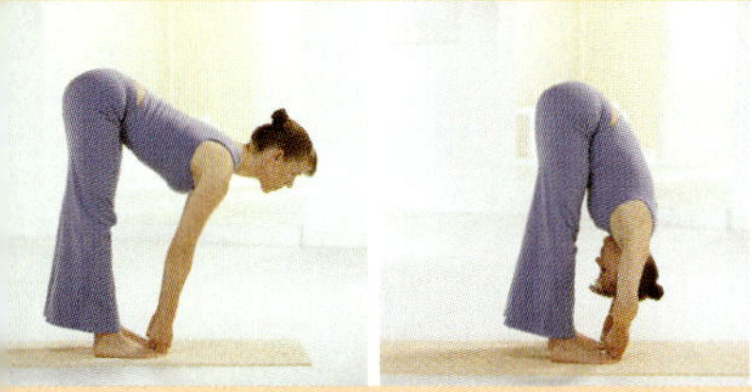

Zehenhaltung 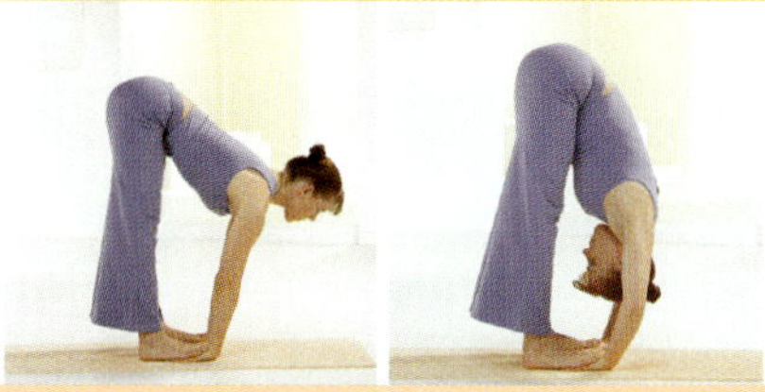 **Hand zum Fuß** 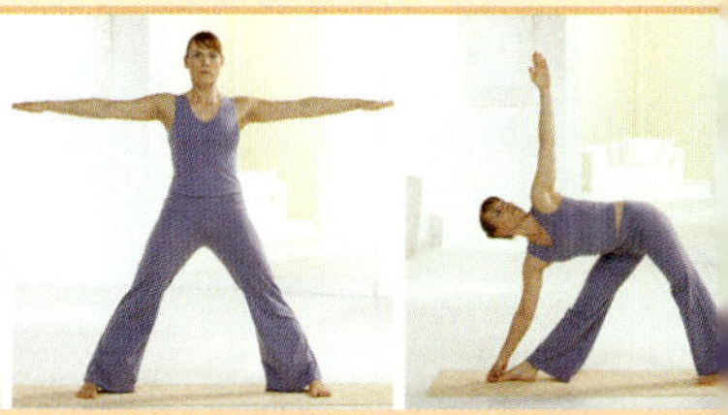 **Gestrecktes Dreieck**

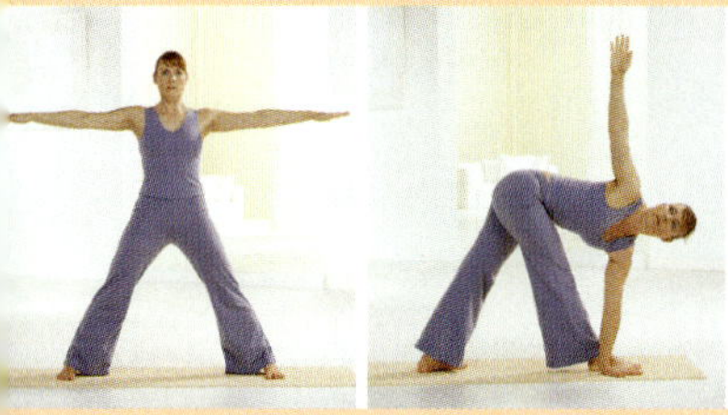

Gedrehtes Dreieck 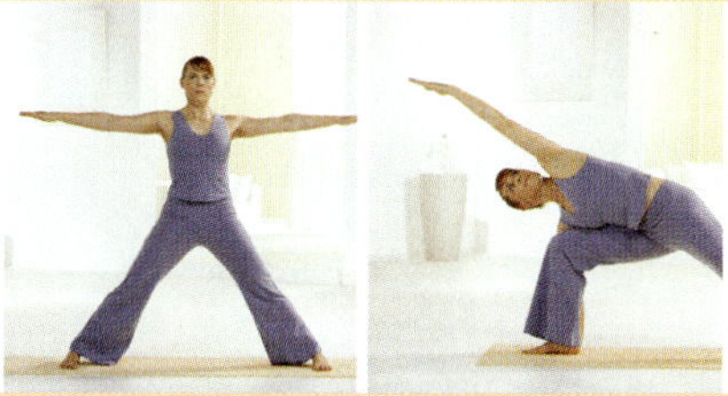 **Tiefes Dreieck** 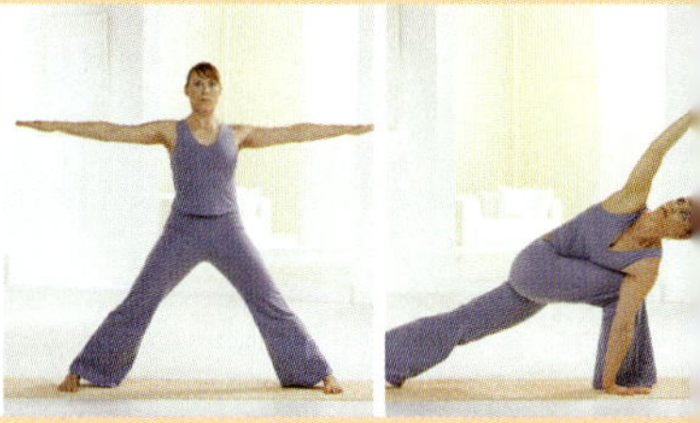 **Gedrehtes tiefes Dreieck**

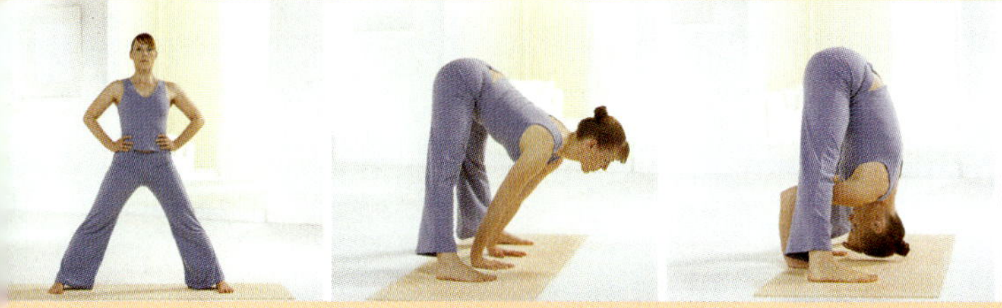

◁ **Beindehnung A** 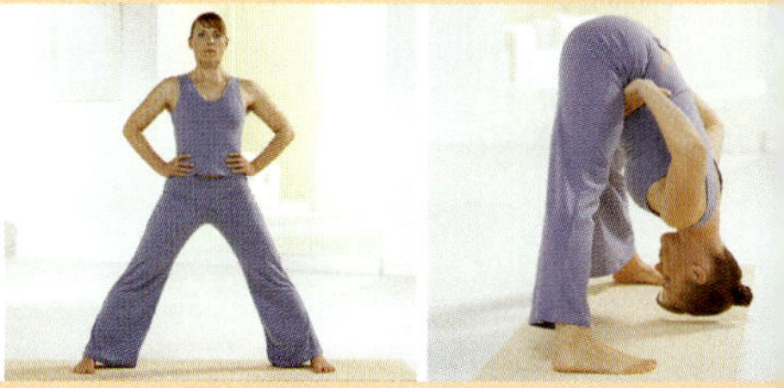 ▷ **Beindehnung B**

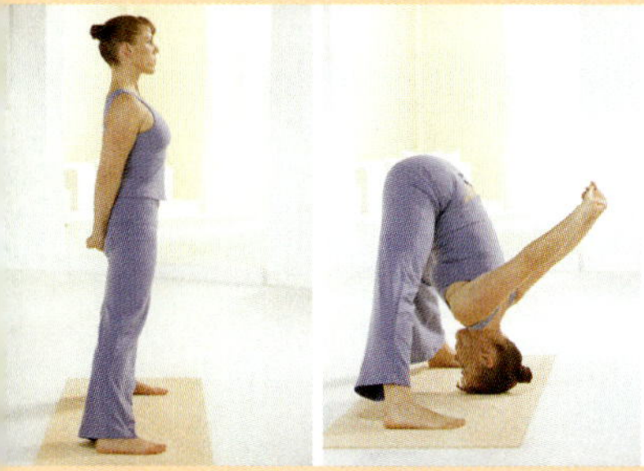

Beindehnung C 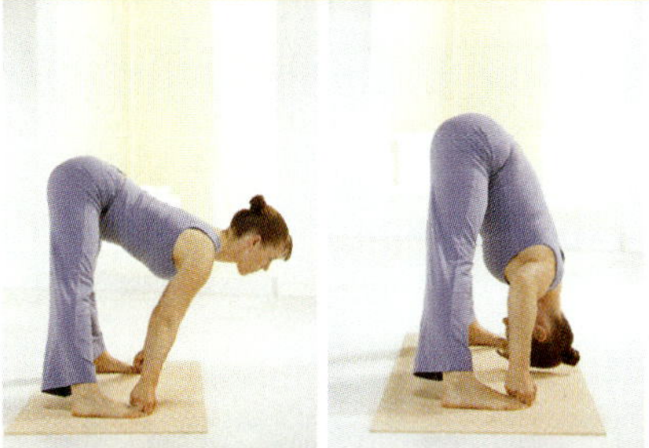 **Beindehnung D** 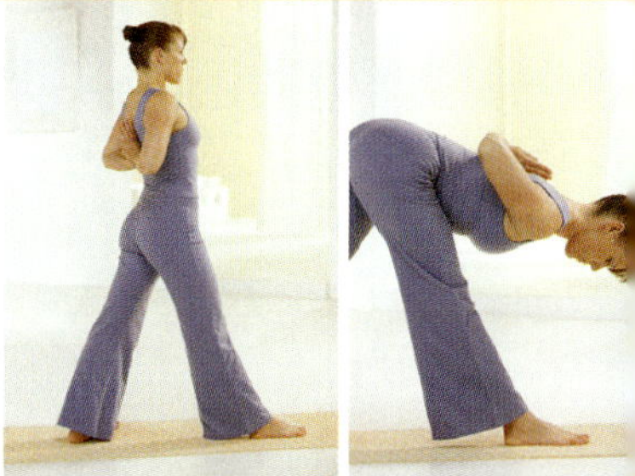 **Gedrehte Vorbeuge**

Balancehaltungen

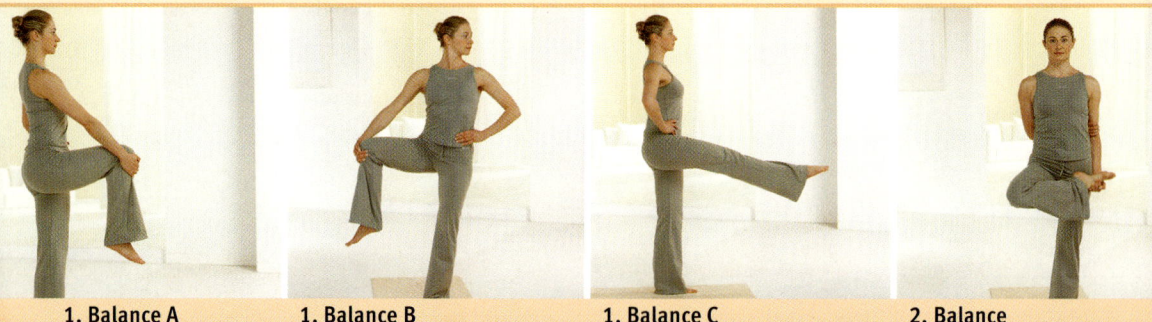

1. Balance A   1. Balance B   1. Balance C   2. Balance

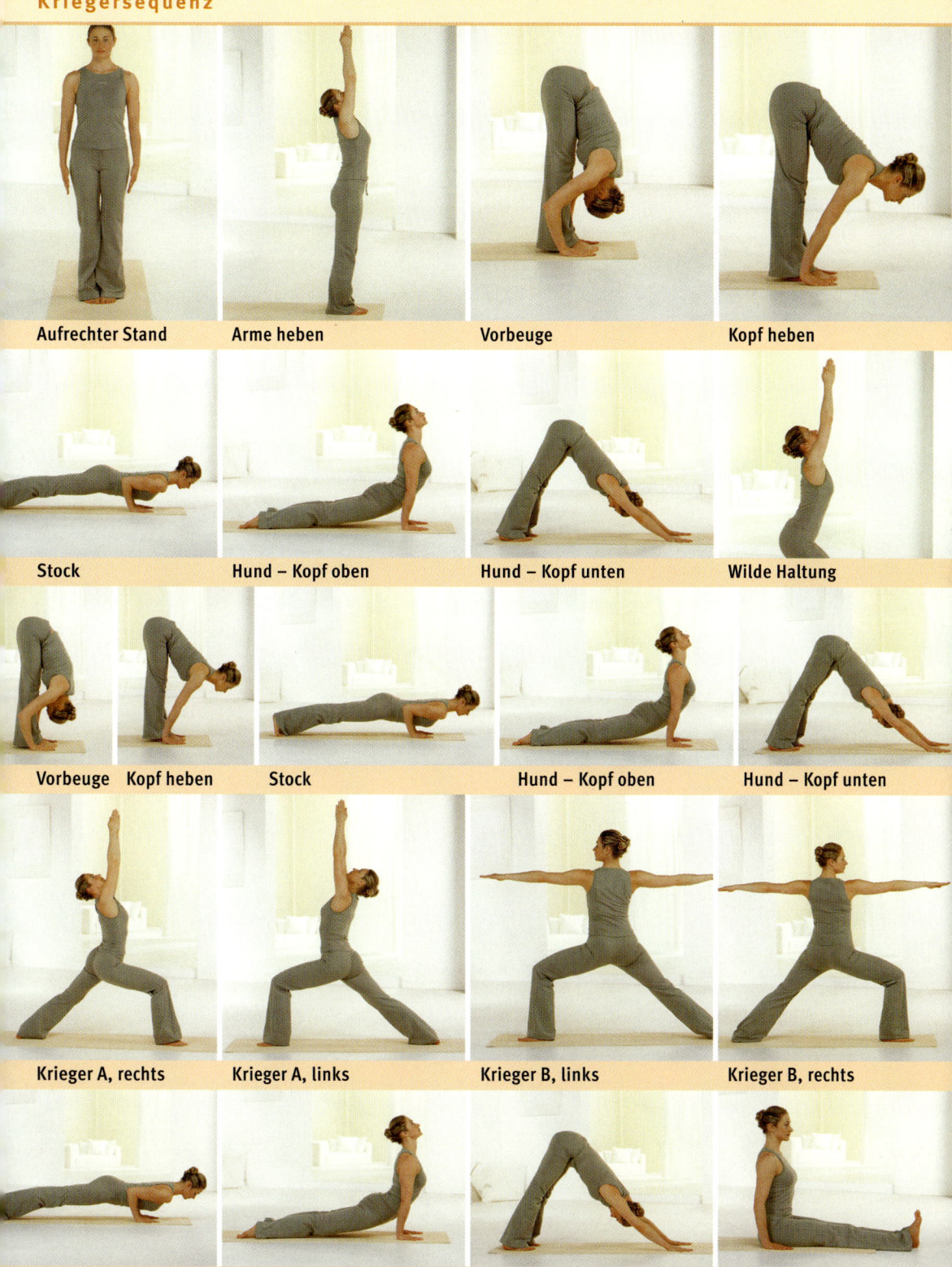

Kriegersequenz

Aufrechter Stand **Arme heben** **Vorbeuge** **Kopf heben**

Stock **Hund – Kopf oben** **Hund – Kopf unten** **Wilde Haltung**

Vorbeuge **Kopf heben** **Stock** **Hund – Kopf oben** **Hund – Kopf unten**

Krieger A, rechts **Krieger A, links** **Krieger B, links** **Krieger B, rechts**

Stock **Hund – Kopf oben** **Hund – Kopf unten** **Sitzen**

Sitzpositionen

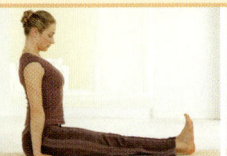 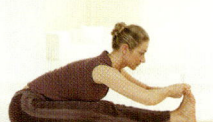 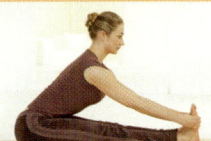 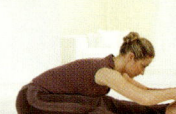

Stock im Sitzen   **1. Vorbeuge im Sitzen**   **2. Vorbeuge im Sitzen**

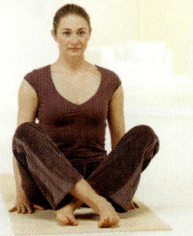 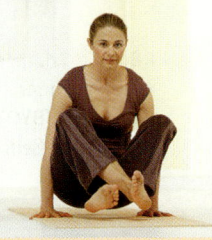 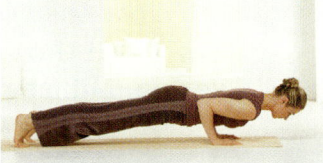 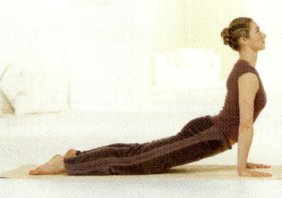

Dyn. Verbindung   Abheben   **Stock**   **Hund – Kopf oben**

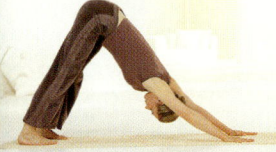 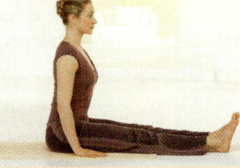 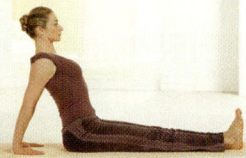 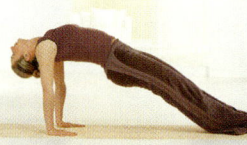

Hund – Kopf unten   Sitzen   **Schiefe Ebene**

Abschluss

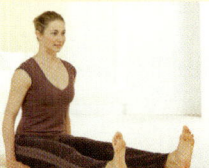 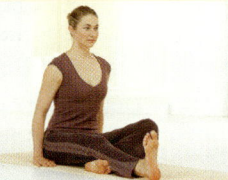 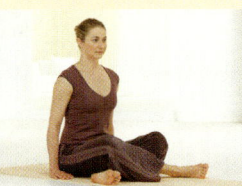 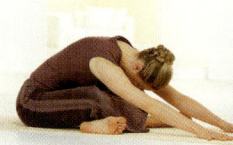

Hüftdehnung

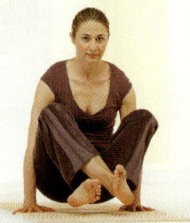 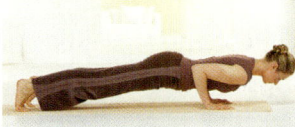 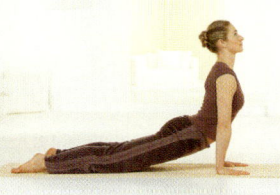 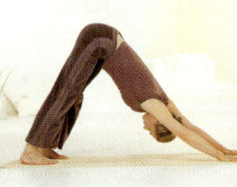

Abheben   **Stock**   **Hund – Kopf oben**   **Hund – Kopf unten**

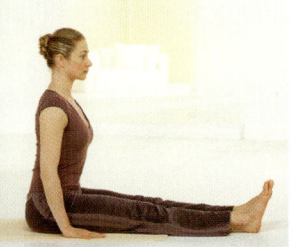 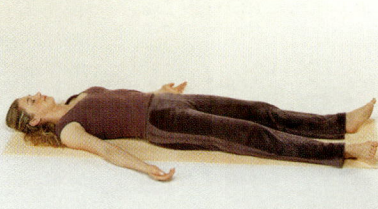 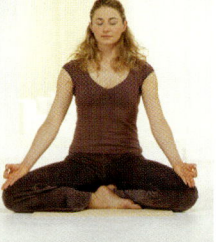 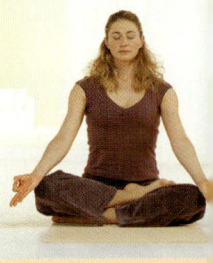

Sitzen   **Entspannung**   **Still sitzen**   **Halber Lotus**

Bücher, die weiterhelfen

> **Bender-Birch, Beryl:** *Power Yoga: The Total Strength and Flexibility Workout.* Prion Books Ltd. (Nur in Englisch)

> **Easwaran, Eknath:** *Nimm Dir Zeit – Ruhe finden in einer hektischen Welt.* Bastei-Lübbe

> **Jois, Sri K. Pattabhi:** *Yoga Mala.* (Nur in Englisch)

> **Lysebeth, André van:** *Die große Kraft des Atems – Richtig atmen lernen durch Yoga.* O. W. Barth bei Scherz

> **Müller-Burzler, Henning:** *Auf den Spuren der Methusalem-Ernährung. Gesund und allergiefrei.* Windpferd

> **Scott, John:** *Ashtanga Yoga – The Definitive Step-by-Step Guide to Dynamic Yoga.* Gaia Books Ltd. (Nur in Englisch)

> **Strand, Clark:** *Einfach meditieren – Übungen für ein gelassenes Leben.* Fischer

> **Tolle, Eckhart:** *Jetzt! Die Kraft der Gegenwart.* J. Kamphausen

Bücher aus dem Gräfe und Unzer Verlag, München

> **Bannenberg, Thomas:** *Yoga für Kinder*

> **Cuson, Beate:** *Body-forming mit Yoga*

> **Trökes, Anna; Arkenberg, Gisela:** *Yoga – Kraft für die Seele*

> **Trökes, Anna:** *Yoga ab 40*

> **Trökes, Anna:** *Die Yoga Box.* 60 Übungskarten; Begleitbuch mit Übungsprogrammen

Adressen und Links, die weiterhelfen

> **ashtanga yogawerkstatt**
Kyffhäuserstraße 37
50674 Köln
www.ashtangayoga-koeln.de

> **Ashtanga Yoga Association**
Kyffhäuserstraße 37
50674 Köln
www.ashtanga-association.de

> **Berufsverband der Yogalehrenden in Deutschland e. V. (BDY)**
Jüdenstraße 37
D-37073 Göttingen
www.yoga.de

> **Berufsverband der Yogalehrenden in Österreich (BYO)**
Rathausstraße 6
A-1010 Wien
www.yoga.at

> **Schweizerische Yoga Gesellschaft (SYG)**
Aarbergergasse 21
CH-3011 Bern
www.yoga.ch

> **www.ashtanga.com**
Website der internationalen Ashtanga-Szene; monatlich erscheint ein kostenloser Newsletter per E-Mail.

> **www.ashtangayoga.info**
Ein fortgeschrittener deutscher Ashtanga-Yogi gibt anhand zahlreicher Fotos Einblicke in seine Praxis.

> **www.ayri.org**
Website des Ashtanga Yoga Research Institute von Pattabhi Jois in Mysore/Indien.

> **www.bausinger.de**
> **www.bodhi-meditation.com**
Diese Firmen versenden Yoga-Matten und Zubehör.

> **www.yogajournal.com**
Empfehlenswerte Yoga-Zeitschrift aus den USA.

Sachregister

Dank

Die Autorinnen danken der
von Pattabhi Jois autorisierten
Ashtanga-Yoga-Lehrerin Beate
Guttandin, dass sie seit Jahren
ihr Wissen unverwässert an sie
weitergibt.

Impressum

© 2005 GRÄFE UND UNZER VERLAG GmbH, München
Alle Rechte vorbehalten. Nachdruck, auch auszugsweise, sowie Verbreitung durch Bild, Funk, Fernsehen und Internet, durch fotomechanische Wiedergabe, Tonträger und Datenverarbeitungssysteme jeder Art nur mit schriftlicher Genehmigung des Verlages.

Wichtiger Hinweis

Alle Ratschläge und Übungen in diesem Buch wurden von den Autorinnen sorgfältig recherchiert und in der Praxis erprobt. Sie sind für Menschen mit normaler Konstitution geeignet. Dennoch sind Sie selbst aufgefordert, in eigener Verantwortung zu entscheiden, ob und inwieweit Sie diese Vorschläge umsetzen können und möchten. Lassen Sie sich in allen Zweifelsfällen zuvor durch einen Arzt oder Therapeuten beraten. Weder Autorinnen noch Verlag können für eventuelle Nachteile oder Schäden, die aus den im Buch gegebenen praktischen Hinweisen resultieren, eine Haftung übernehmen.

Für die freundliche Unterstützung der Fotoproduktion ein Dankeschön an: IKEA, Eching; Jaipur Boutique, München; Sport Scheck, Munchen; USA PRO Deutschland.

Models: Conny Ettrich: S. 28, 38–81, 118–120; Kerstin Portscher: U1, U2, S. 2–4, 6, 8, 16, 18, 26, 35, 82–117, 120 (unten)–122, 128, U3, U4 (www.zeitgenoessischer tanz.de)

Programmleitung: Ulrich Ehrlenspiel

Redaktion: Marion Schulz

Lektorat: Rita Güther

Bildredaktion: Henrike Schechter

Fotoproduktion: Marcel Weber

Coverfoto: Sammy Hart

Weitere Fotos: Bilderberg: S. 17, 21; Getty Images: S. 31; GU-Archiv: S. 13 (Marcel Weber); Mauritius: S. 11, 15, 26, U3; Zefa: S. 32

Illustrationen: GU-Archiv: S. 14 links (Luitgard Kellner); 14 rechts (Nike Schenkl); Heidemarie Vignati: S. 18, 53, 111

Umschlaggestaltung und Innenlayout: independent Medien-Design

Herstellung: Petra Roth

Satz: Knipping Werbung GmbH, Berg/Starnberg

Lithos: Repro Ludwig, Zell am See

Druck: Appl, Wemding

Bindung: Sellier, Freising

Die **GU-Homepage** finden Sie unter **www.gu-online.de**

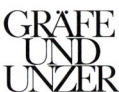

GRÄFE UND UNZER

Ein Unternehmen der
GANSKE VERLAGSGRUPPE

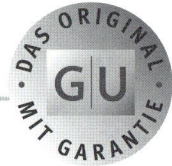

DAS ORIGINAL MIT GARANTIE

Ihre Meinung ist uns wichtig. Deshalb möchten wir Ihre Kritik, gerne aber auch Ihr Lob erfahren. Um als führender Ratgeberverlag für Sie noch besser zu werden. Darum: Schreiben Sie uns! Wir freuen uns auf Ihre Post und wünschen Ihnen viel Spaß mit Ihrem GU-Ratgeber.

Unsere Garantie: Sollte ein GU-Ratgeber einmal einen Fehler enthalten, schicken Sie uns das Buch mit einem kleinen Hinweis und der Quittung innerhalb von sechs Monaten nach dem Kauf zurück. Wir tauschen Ihnen den GU-Ratgeber gegen einen anderen zum gleichen oder einem ähnlichen Thema um.

GRÄFE UND UNZER VERLAG
Redaktion Körper & Seele
Postfach 86 03 25
81630 München
Fax: 089/41981-113
E-Mail: leserservice@ graefe-und-unzer.de

Umwelthinweis

Dieses Buch wurde auf chlorfrei gebleichtem Papier gedruckt. Um Rohstoffe zu sparen, haben wir auf Folienverpackung verzichtet.

ISBN (10)   3-7742-7543-2
ISBN (13) 978-3-7742-7543-0

Auflage:

5.	4.	3.	2.
2009	2008	2007	2006

YOGA FÜR JEDEN

Entspannen und neue Energien auftanken

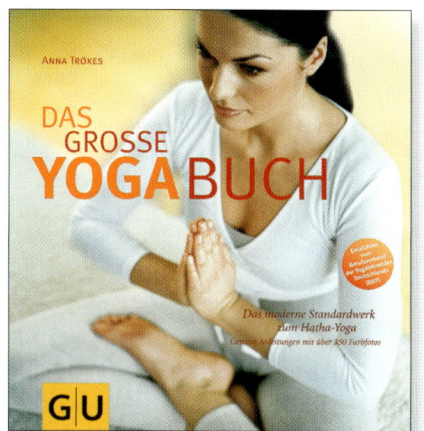

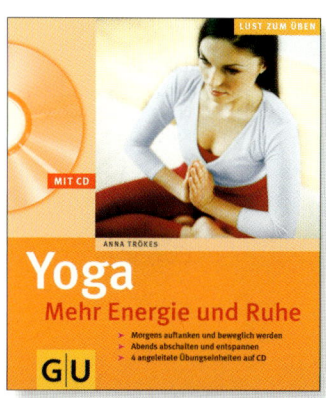

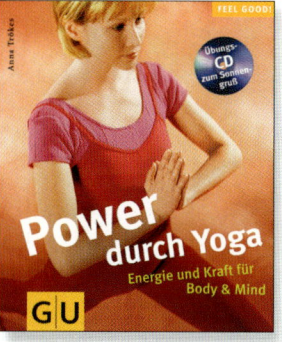

ISBN (10) 3-7742-1795-5
ISBN (13) 978-3-7742-1795-9
192 Seiten | € 25,90 [D]

ISBN (10) 3-7742-4787-0
ISBN (13) 978-3-7742-4787-1
80 Seiten + CD | € 16,90 [D]

ISBN (10) 3-7742-4807-9
ISBN (13) 978-3-7742-4807-6
48 Seiten + CD | € 8,90 [D]

Kompetent, praxisnah und motivierend: Die renommierte Yogalehrerin Anna Trökes vermittelt Anfängern den richtigen Einstieg in den Yoga und bereichert die Übungspraxis von Fortgeschrittenen. Ein Muss für alle, die mit Yoga etwas für ihr Wohlbefinden tun wollen!

WEITERE TITEL ZU YOGA UND ANDEREN FERNÖSTLICHEN LEBENSKÜNSTEN BEI GU:

➤ Anna Trökes: Yoga für Rücken, Schulter und Nacken

➤ Harry Waesse: Yoga für Anfänger

➤ Kerstin Rosenberg: Das große Ayurveda-Buch

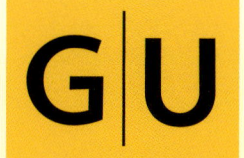

Willkommen im Leben.

Änderungen und Irrtum vorbehalten.

Das Wichtigste
auf einen Blick

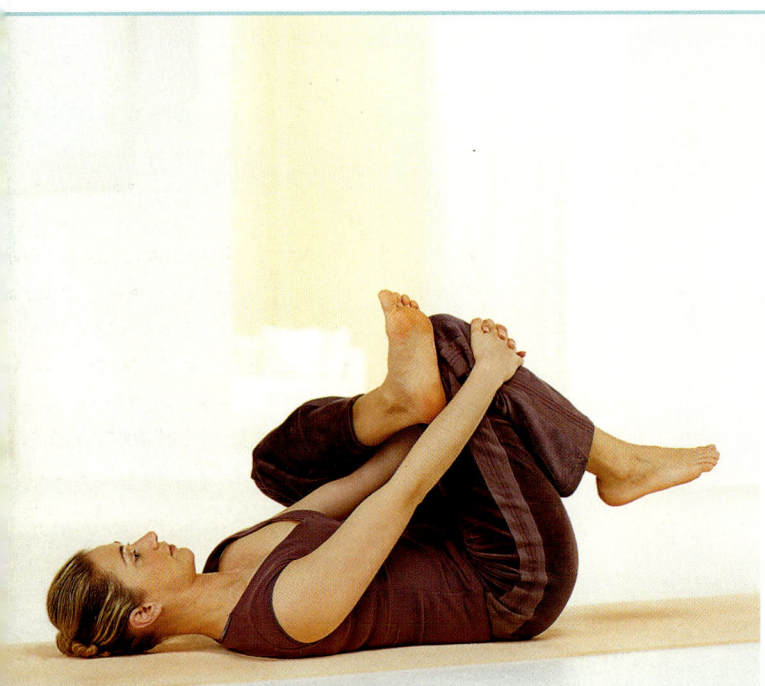

Kondition und Koordination

Ashtanga Yoga stärkt Ihren Körper. Die Muskeln werden gefestigt und gedehnt. Der zügige Bewegungsablauf baut Kondition auf, verbessert die Koordination und bringt Eleganz in Ihre Haltung.

ZUR RUHE KOMMEN

Ashtanga Yoga beruhigt den Geist, denn Sie können sich zunehmend besser auf eine einzige Sache konzentrieren, ohne sich ablenken zu lassen. Dabei hilft Ihnen das spezielle Atmen, das Körper und Geist in Einklang bringt. Sie lernen, sich vollständig zu entspannen.

AUSGEFEILTER AUFBAU

Ashtanga Yoga ist ein intelligent entwickeltes Übungsprogramm, das den gesamten Körper trainiert – vom Kopf bis zu den Zehen. Gerade die durch viel und langes Sitzen vernachlässigten Körperpartien werden ins Lot gebracht, und Sie gewinnen Ihren vollen Bewegungsspielraum zurück.